東京医科歯科大学を首席卒業した名医が教える

# 世界の一流は なぜ歯に 気をつかうのか

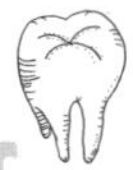

Get your teeth so perfect

科学的に正しい
歯のケア方法

歯学博士・歯科医師・
日本歯科総合研究所代表取締役社長
森下真紀

ダイヤモンド社

本書に記載の治療法やケア方法、歯科技術は２０２０年６月現在で信頼できると著者が判断した論文や資料を根拠に紹介しています。

また、あくまで一般の人を対象にしており、全ての人に等しく当てはまることを約束するものではありません。歯科医師またはお近くの医療機関に相談の上、ご自身の責任で行うようにしてください。

# はじめに

## 「日本人はなぜあんなに歯が汚いんだ？」

私がイギリスに留学していた時にさんざん聞かれた質問です。

「汚い」には、歯並びが悪い、口がくさい、虫歯がある、銀歯が目立つ……といった全てが含まれています。欧米では歯はその人の育ちや教養を映すシンボルなので、それに気を配らず放置したままの日本人を不思議に、時には嘲笑や軽蔑のまなざしで眺めていたのです。

もちろん欧米でも低所得層など、歯に限らず健康にお金も意識も回す余裕のない層は一定数います。しかしながら、留学したり一流企業に勤務して海外駐在したりするような人々に、歯を汚く放置しているような人はいません。それだけに海外で見かける日本人の歯の汚さは目立ちましたし、異様に思われたのでしょう。

実際に海外に出た人や、日本国内でも外国人との交流が増えた人から、「自分の汚い歯がコンプレックスで……」とか「自分の口臭が不安で……」と嘆く声を多く聞きます。

私自身は中学生の時に矯正をして歯並びを治していたからよかったものの、「もし親が矯正治療を受けさせてくれていなかったら大変だった……」と安堵したことが留学時には何度もありました。そして、この留学時の体験が本書を執筆する原点になっています。

## 「日本は歯科後進国」だと思い知らされた留学時代

じつは私が歯医者という職業を選んだ理由、それを遡ると、矯正をして歯並びを治した経験に依るところが大いにあります。

当時、まだまだ矯正は見慣れないものでした。通っていた中学校の全生徒を見渡しても、数えるほどしか矯正している子はいなかった時代です。そんな時代ですから、歯に金属の器具を付けて学校に登校することは、恥ずかしさや抵抗がありました。

しかし、気がつけばそれ以上に、自分の歯並びがみるみる良くなっていくことに対する喜びの方が、大きくなっていました。治療が終わり、矯正器具が外れ、鏡を覗いたときの、まるで生まれ変わったかのような印象、その感動は今でも鮮明に思い出されます。

そうした幼き頃の経験が歯医者を目指すきっかけとなり、歯学で国内最高峰と評される東京医科歯科大学歯学部への進学を決めました。

大学4年生の頃、大学から奨学金を得てイギリスのキングスカレッジ・ロンドン歯学部に留学しました。学生の段階で、海外の歯科治療に触れる経験ができたことは、将来の歯科医師像を考える上で大変有益なものでした。観光などを目的に海外に行くのとは違い、歯学部代表という使命をもって海外に行くのでは、見えるものが全く違います。

中でも、**「歯」に対する考え方の日本の遅れ様には、学生ながら驚きを隠せませんでした**。イギリスは、アメリカほど歯の美しさに重点を置いている国ではありません。しかし、そうであっても、向こうの歯学部の学生誰をとってみても、歯並びの悪い人は見当たらず、当時の写真を見返してみても、皆、歯が白く美しいのです。日本では歯医者であっても、自分の歯に自信がない人はわりと良く見かけるでしょう。

もちろん、このことは歯医者や歯学部の学生に限ったことではありません。例えば留学時のホストファミリーです。ホストファミリーは2人のお嬢さんがいる4人家族、そしてお父さんと長女が弁護士という優秀なご家庭でした。長女は幼い時に矯正をしたとのこと。

そして次女の方は丁度矯正治療中でしたが、家族全員なんとも歯がきれいなのです。さらにホストファミリーが付き合うような人々も同じく、全員歯がきれいでした。皆、堂々と白い歯を見せて会話をし、大きく口を開けて幸せそうに笑うのが印象的でした。

そして、そんな彼らからも、私が歯学生だからでしょう、冒頭のように遠慮なく「日本人はなぜ歯が汚い？」と、事あるごとに聞かれたものです。

こうした経験を経て、大学院に進み矯正歯科の研究に没頭して博士号を取得しました。その後は、大学を離れ、幾つかの歯科医院に勤務し始めました。

そこで再び、留学で感じたことを思い返すかのごとく、日本人の歯に対する健康意識の低さを改めて痛感することになります。実は大学にいたときは、そこまで酷いとは実感することがありませんでした。研究に明け暮れていたという事情もありますが、何より治療を受けに来る患者さん自体、わざわざ遠い大学病院にまで足を運び治療を受けに来るくらいですから、デンタルＩＱの高い方が多いのです。

しかし、一歩外の世界に出てみると、どうでしょう。状況は一転し、日本人の歯への健康意識の低さに愕然としたのです。

**日本は未だ「歯科後進国」と言われます。**

「歯が痛くなってきたが、状態が悪く、残せそうにもないから抜かなくてはいけない。抜いたら抜いたで、その後はどうしよう」――といったやりとりが日本中で行われています。最初に伝えておきますが、歯の病気は正しくケアをすれば予防できます。それにもかかわらず、このような場面に幾度となく遭遇します。どうしてそこまで何もせず放置してしまったのでしょうか。

その原因の元を正せば、日本の保険制度にあります。日本の国民は3割の負担額で十分なレベルの歯科治療を受けることができます。しかし、一方で、予防的処置には保険はききません。そのため、予防しようという概念は生まれにくく、痛くなってから歯医者に行けばいいだろう、という発想にどうしても偏ってしまうのです。しかし、一度削った歯は元には戻りません。抜かれてしまった歯は、二度と元には戻らないのです。

また、矯正する人口がまだまだ少ないことも、日本が歯科後進国と言われる所以です。日本では、子どもに矯正をさせるのはまだまだ少数派でしょう。しかし、欧米では、子どもに矯正をさせるのは、親の責務であると考えられているほどです。特にアメリカではその傾向は強く、**仮に離婚となった場合、慰謝料には子どもの矯正費用も計上されます。**

**それくらい矯正は生活の一部となっているのです。**

こうしてみても、日本人は自分の歯を健康にしよう、きれいにしようという意識が、欧米と比較して明らかに低いことがうかがえます。欧米だけではなく、アジアでもエリート層と比べると、そうとう見劣りします。しかし、本書で述べますが、歯を大切にすることで得られる健康や人生へのメリットは、想像するよりも遥かに大きいのです。

こうした現状を鑑み、世界でも遅れをとっている日本人の歯への意識への危機感が日に日に強くなり、この本を書するに至りました。

## 毎日歯みがきしているのに歯に悩まされる日本人へ

皆さんは、どうでしょう。歯に対する悩みはありませんか。

「毎日歯みがきしているのに、虫歯だらけ、歯ぐきからの出血が止まらない」

「歯並びが悪いため、はっきりと口を開けて会話ができない」

「口臭がコンプレックスで、周りからくさいと思われているのではないかという不安で人前に出るのが怖い」

「自分の笑顔に自信がもてない」

本書は、そうした歯に対する様々な悩みに触れながら、更には世の中に出回っている歯に関する間違った常識も正しつつ、**科学的データや医学論文を根拠として、読者にとって必要であろうと思われる歯の健康知識について解説しています。**

## 健康、仕事、人間関係……歯をきれいにすることで人生の全てが好転する

**近年では歯周病が糖尿病、心臓疾患、脳卒中、がんなど、全身の健康にも影響を与えることも明らかになってきています。**つまり、歯の病気が全身の健康をもおびやかす可能性がある、ということです。全身が健康であるためには、歯も健康でなくてはならないのです。

また、メンタルにも歯は深く関係しています。これは医学的見地からもよく言われていることですが、実際に患者さんをみていて非常に強く感じるところです。例を挙げますが、歯並びが良くなるにつれて、まず、明らかに笑顔が増えます。笑顔に自信が出てきます。そうすると、どうでしょう。内向的だった人も外向的になり、物事を積極的、前向きに捉えられるようになります。人格が変わるのです。当然、周りに集まる人も変わってきます。

数も増えるでしょう。すると、ますます笑顔が増え、輝いていく。好循環が生まれるのです。私自身も矯正をしてその実感を得た一人ですが、まさに「歯が人生を変える」、そういっても過言ではないでしょう。

「歯に自信が持てるようになってから、プレゼンも営業も生まれ変わったかのように堂々となり、みるみる成果があがった」

「口臭が治ってからコミュニケーションが活発になって、友達も一気に増えて毎日が楽しい。しかも、諦めていた結婚もとんとん拍子に良縁に恵まれ、来月には式を控えている。」

「高齢になっても自分の健康な歯で食べることができて幸せに感じる。友達と外食する楽しみが、人生の生きがいの一つになっている」

これは、歯の健康や美しさの効能に目覚めた、歯を大切に思う患者さんの生の声です。

最後に、脅かすわけではありませんが、**歯で格差が生まれる時代も迫ってきている**という事実も付け加えておきましょう。

これは、有名な外資系ホテルの話です。一流ホテルであればあるほど、ホテル側としては、お客様の質を鋭く見ています。さて、どこを見てお客様を判断しているのでしょうか。

以前よく言われていたのが、足元。つまり靴を見て判断していました。足元を見ればその人の人間性が映し出される、これはファッションをはじめとして世間一般にも広く浸透しているものと思います。

これが最近、変わってきているというのです。では、どう変わったのでしょう。

なんとお客様の「歯」を見る、というのです。歯がきれいかどうか、これこそがお客様を見極める際の指標となっているのです。

こんな話をすると、自分の歯のことが気がかりになってきませんか。グローバル化の波が速度を上げて押し寄せてくる中、**歯で損をする時代が到来する**かもしれません。もはや、たかが「歯」、などと、言っていられなくなるのではないでしょうか。

**これからの人生を豊かに謳歌するためにも、周りに後れを取らないためにも、きれいで健康な歯は必要不可欠**であることがおわかりいただけたかと思います。本書は、そのためのノウハウについて、詳しく、またわかりやすい言葉を用いて説明しています。

**歯であなたの人生が大きく変わります。**

本書が、皆さまにとって、歯がいかに大事であるか、その気づきの窓を開けるきっかけとなることを、祈ってやみません。

# 目次

第2章

# 歯があなたの寿命を左右する！

## 第3章 日本人の8割が感染！「歯周病」こそ格差社会の象徴

第4章

# 教養と育ちを映す虫歯の数

第6章

## 最新歯学が解明 世間に氾濫するインチキ歯科情報を一刀両断!

# 第1章

# なぜ欧米エリートの歯は美しいのか

# 教養、育ち、品格、清潔感、自己管理能力——「歯」は口ほどにものを言う

## 欧米人は「歯」で値踏みする

「申し訳ないのだが、担当を替えてもらえないかな。君の接客は、受けたくないんだ」

これは、日本の大手航空会社の国際線ファーストクラスで実際にあった出来事です。

ファーストクラスに搭乗されるお客様といえば、芸術やビジネスで成功を収めた、世界でも名だたる著名人。彼らの一つ一つの仕草は、やさしく穏やかで、品格に溢れています。余裕の漂う風格は、一流という言葉がまさに相応《ふさわ》しい——それでありながら、彼らは総じて謙虚なふるまいを見せます。功をなす人は、きっと人間としても完成されているのでしょう。

そんな一流の人への接客に、ミスは許されません。ファーストクラスでは、客室乗務員

の中でも特に厳しい訓練を通過した、信頼のおける選りすぐりが対応にあたります。当然ながら、客室乗務員もまた一流の人材なのです。

**「君の接客を受けたくない」**

ある一人のお客様から発せられたその言葉に、誰もが耳を疑いました。

「大変申し訳ございません。何か不手際がございましたでしょうか」

慌ててその客室乗務員は答えました。事実、彼女の接客で失礼にあたるようなことは、何ひとつなかったのです。

「最高のおもてなしでお客様をお迎えしていると、自負しております」

彼女は毅然とした態度でそう付け加えました。

それに対して、そのお客様はこう答えたのです。

「私は一流の接客を期待して、この席に座っている。申し訳ないが、君の接客を受ける気にならないんだ」

**「どういうことでしょう？　えっ?!　私の『歯』……が問題ですか？」**

この乗客は〝国際線のファーストクラスに相応しくないクレーマー〟なのでしょうか？

ところが、ビジネスエリートの界隈では、これは起こって当然のことなのです。一流の人間が利用する国際線のファーストクラスだからこそ発生したクレームだったのです。

**「客室乗務員の歯並びが悪いために接客を受けたくない」――こう発言した彼はアメリカでも名だたる経営者であり、彼はしごく常識的な発言**をしたまでのことでした。

## 歯並びの悪さは「貧しさ」の象徴とされる欧米

実は、日本と欧米での認識が大きく異なるものに「八重歯」があります。**日本ではチャーミングポイントにもなる八重歯ですが、欧米においては、八重歯は〝不吉なもの〟の象徴**なのです。

日本では普通に目にする八重歯ですが、欧米では〝吸血鬼〟を連想させることから、忌み嫌われ、歯のケアができないような貧しい階層でない限り、おいそれと目にすることはありません。このため、八重歯をそのままにしている人と遭遇した際には、非常に驚くといいます。

特に欧米諸国の中でも、美しい歯にさらに高いプライオリティーを置いているアメリカでは、**歯並びの悪さは「貧しさ」の象徴とされ、ネガティブに捉えられています**。風刺画などで貧しい人を描くときには、必ずといっていいほど悪い歯並びが強調されるほどです。

さて、ファーストクラスの話に戻しましょう。

もうおわかりでしょう。その客室乗務員には「八重歯」があったのです。

「君の接客を受けたくない」

その言葉の真意は「一流の接客を謳うのであれば、接客する人もまた一流でなくてはならない」――すなわち、その乗客は彼女の「歯」から、彼女の育ちを連想したのです。

仮に接客が超一流であったとしても、彼女は「歯」のために、退却命令を下されてしまいました。

そうです、**欧米人は「歯」を見て、相手を見定める**のです。

そんな酷い話はないだろう、と思われるかもしれません。しかし、現実に欧米人は歯を見て人を判断します。ことビジネスの世界や中流以上の集まりでは、この風潮が一層強く見られます。**「ビジネスでの成功を夢見るのであれば、知識や技量を身につけるよりも何よりも、まず歯を整えること――これはエリートとしての必要最低条件」なのです。**

もちろん、歯だけで相手の全てを評価できるわけではありませんし、見た目以上に内面が重要であるという価値観を否定しているわけではありません。

しかし、グローバル化社会においては、内面を知る以前に見た目で判断されてしまい、コミュニケーションを取ることすら拒まれてしまい機会損失を招く――こんな価値観の下で、物事は進んでいます。

## 歯は「富、育ちの良さ、ステータス」の象徴

私は学生時代、英国ロンドンにあるキングスカレッジの歯学部に留学し、現地の歯科臨床に間近で触れてきました。そんな留学中のとある日、「大学入学後に矯正治療を始めた」という患者さんと話をする機会がありました。

恋愛も含め、人生を最も謳歌できるこの時期に「歯の表面に金具を付けてでも歯並びを治したい」という選択をした彼の動機が知りたくなり、どうして矯正を始めようと思ったのか、そのきっかけを尋ねました。

彼の答えは明確でした。**就職試験のために矯正している**、というのです。

「面接のときに、きれいな歯が僕の魅力を引き出してくれるからね。歯がきれいでないと、自信を持って笑顔にもなれないもの」

自信に満ちた笑顔が面接において重要だ——確かに説得力があります。

「ちなみに、将来どんな職業を目指しているのですか？」

続けて聞いてみました。彼は、誰もが振り返るような美しい青年であったため、モデルやアナウンサーといった外見の醜美が合否に直結するような職業を狙っているのだろうと勝手に予想していました。ところが……。

「え……？　金融？」

言葉を失いました。なんと、彼は金融機関への就職を希望しているというのです。確かに、どんな職業でも外見が良ければ有利ですよね。しかし、彼が矯正する理由は「審美のため」ではありませんでした。

「歯が原因で、就職で落とされたくない。それだけは、絶対に避けたいからね」

歯が就職試験を左右する――当時の私には大変な驚きだったことを覚えています。

## 歯は口ほどにものを言う

欧米では、昔から、**歯の美しさは「富」「育ちの良さ」「ステータス」**と捉えられてきました。どんなに高級な時計、洋服、靴を身に着けていても、**歯が醜ければ、信用に値しない**と見なされます。

どんなに優秀であったとしても、歯が醜ければ、育ちが悪い、あるいは社会的地位が低い人間であるというレッテルが貼られてしまうのです。つまり、**歯は「その人の出身階級や教育水準を反映する鏡」なのです。このため、就職試験ではまず「歯」が見られます。**

　イギリスの就職採用試験では、いまだに階級制度が蔓延しているのは有名です。ある企業では、**新卒の採用試験で「上流階級テスト」が行われており、他の階層の人々の社会進出を妨げている**とも噂されていました。そこでは、学歴だけではなく、言葉のアクセントや所作といった〝育ち〟の良し悪しで、候補者を選別しているといいます。そうであるならば、**一瞬で判別がつく「歯」が、評価の対象にならないわけがない**のです。特に保守的で、ビジネスエリートが集結するロンドンの金融業界ではなおさらだったのです。

　このことは、アメリカでも同じことが言えます。誤解している日本人も多いかもしれませんが、**実力社会と言われるアメリカでも、特に東部の名門一流大学では、人種・家柄による階級社会が存在しています。**上流階級出身層が上層部を占めるエリート企業は「階級意識の牙城」ともいえるのです。

　**出身階級や育ちは、どんなに努力しても今さらどうにも変えることはできません。しかしありがたいことに、きれいな歯は、努力をすれば手に入れることができます。**

　歯はその人のバックグラウンドを反映します。しかも、試験や調査をすることもなく、口を開いた瞬間にわかってしまいます。だからこそ、欧米人は徹底して歯を美しくするのです。まさに、「歯は口ほどにものを言う」のです。

## スーツも靴も完璧なのに歯で笑いものになった日本人経営者

「エリートたるもの、美しい口元であるのはごく自然のこと。育ちの良さや知性の象徴だから、エグゼクティブはみんな意識している」

　イギリス留学時、大変お世話になった教授の言葉です。

「日本は、エグゼクティブにも歯に問題がある人がたくさんいるね。以前、日本のトップ経営者が有名な雑誌に出ていたのを見たけれど、掲載されているのが笑った写真だった。それで、口の中にいくつも銀歯があるのが見えたんだ。さらに酷いのが、歯の色が黄ばんでいること。世界でもトップクラスの経営者の口元がこのレベルなのか……と正直驚いたね。日本人は健康意識が高く、性格的にも真面目で清潔感もあるのに、歯に無頓着な人ばかりなのはなぜだろう、不思議だよ」

　確かに、日本のトップリーダーは、欧米のトップと比較して、身にまとっているスーツも靴も髪型も引けを取ることはありません。しかし唯一、残念な点があります。

それは、笑った時の口元です。

日本は、世界でも有数の医療先進国であるにもかかわらず、歯については、見た目、また健康面のどちらにおいても、発展途上国なのです。その差が、国を代表するトップの口元にも表れているのではないでしょうか。

笑うと銀歯だらけ、歯の黄ばみすら気にしない人が日本にはたくさんいます。「歯をきれいにしよう」と意識する機会が少ないのかもしれません。**欧米ではきれいな歯はステータスですから、お金があればまず歯に使うのが普通です。歯は常に白く、健康的に、というわけです。**

## 世界を知った本田宗一郎氏は「歯を治せ」と指導した

実は、日本にもかつてビジネスにおける歯の重要性を唱え、後世に残した経営者がいます。ホンダ（本田技研工業）創業者の本田宗一郎さんです。本田さんは、後輩たちに**「世界に出ていくために、社長になったら歯を治せ」**という名言を残した[*1]と言われています。

また、本田さん自身も、歯をとても大切にしていたそうです。

おそらく、世界を舞台に戦ってきた本田さんだからこそ、欧米人との交渉、ビジネスにおいて、歯のケアがいかに重要であるかを感じとっていたのでしょう。

世界でビジネスを成功させたいならば、まずは世界基準の価値観を受け入れる必要があります。**欧米では、ビジネスでの成功を手に入れたり、また、プライベートでの良好な人間関係を手に入れたりするためには、相手に好印象を与えられるようなきれいな歯と美しい笑顔が必要条件**と言われています。

欧米人同士の交渉の場においても、歯が黄ばんでいたならば、どんなに素晴らしい経歴の持ち主であってもまともに相手にされることはありません。「初めまして」の時点で「ああ、この人はこのレベルの人か」と見なされてしまうのです。

交渉の場においては、1分1秒の遅刻も許されません。特に日本人は時間に徹底しています。それと同等に気を配るべきなのが、「歯」なのです。

**世界のエグゼクティブと対等にコミュニケーションを取るためにも、最低限やっておかなくてはいけないのが歯のケア**——そんな時代が、もう目の前まで迫ってきているのです。

## なぜ欧米エリートの歯はピカピカなのか

休日の早朝、スポーツジムは欧米のビジネスエリートでごった返しています。

欧米では、エリートほどジムに通って体を鍛えることを習慣としています。出張先にトレーニングウエアを持って行く人も珍しくありません。

良い仕事をするには、健康な身体と強靭なメンタルが必要不可欠。彼らがジムに通う目的は、それらを鍛えるためでしょう。ところが実は、エリートたちがジムへ通うのには別の理由があります。

それは、**「周りから見られる自分が、どうあるべきか」**という自己監視からくるもの。つまり、この意識こそが、多忙なエリートをジムへと駆り立てる原動力となっています。

ニューヨークやロンドンといった、世界的にビジネスの中心といわれる都市で「決してエリートになれない」と言われる人が存在します。どのような人が該当するかというと「太った人」と「タバコを吸う人」です。

**「太っている人」「タバコを吸う人」は、欧米のビジネス街においては、内面そして外見においても、自己管理ができていない、とみなされます。**例えば、アメリカでは貧困層向けのスーパーマーケットに行くと、病的なレベルで肥満な人を驚くほど頻繁に見かけます。しかし、エリートが集結するウォール街やシリコンバレーなどでは、そういった人はまず見かけません。エリートで肥満は「ありえないこと」なのです。

自己管理さえ十分にできない人が、ビジネスで成功するはずがない——お腹の出た典型的な肥満型体形ともなれば「自分に対して甘い人間なのではないか、自己管理ができないだらしない人間なのではないか」「そんな自分に甘い人間は、仕事に対しても甘いだろうから、大事な仕事は任せられない」と受け止められます。

欧米のエリートは、そんな評価を避けるために「周りから見られる自分が、どうあるべきか」という自己監視を常に働かせて、己《おのれ》を律しているのです。

そもそも、早朝にジムにいること自体、己の自己管理能力の高さの象徴であるともエリートたちは考えています。仕事のマネジメントができているから、休日の早朝からジムで優雅に時間を過ごせるのだ。こんな具合に、**自分自身をプラス評価することで、より一層、自分がエリートであるという確固たる意識を形成**しているのです。

そして、実はもう一つ「エリートにふさわしくない」とみなされるポイントがあります。そうです、それこそが「汚い歯」です。

**欧米では、歯の汚い人がエリートになることはありえません。**（本書での「歯が汚い」

という表現は、歯並び、歯の黄ばみ、そして口臭といった、口腔全般の悪い状態を指します。）

我々歯科に関わる者は、歯を見れば、その人のバックグラウンド、さらには物事に対する考え方や、生活感などをイメージすることができます。

それは「職業病だから」と思われるかもしれません。ところが、欧米のエリートは、同じようなチェックを瞬時に行っているのです。

厳しいビジネスの世界において、やり手と言われる人ほど、相手のことを隅々までしっかりと見ています。**いま目の前にいる相手が、付き合うのに値するバックグラウンドの持ち主なのか、そして今後付き合うレベルの人物か否か――判断材料は、服装、話の内容、言葉遣い、態度、など様々ありますが、それ以上に見られるのが歯なのです。**

どんなに高価なスーツや靴をお洒落に着こなしていても、歯は黄色く汚れていて、口臭が漂う――そんなビジネスマンが信頼されるでしょうか？　ビジネスパートナーとして仕事を任せたいと思ってもらえるでしょうか。

厳しいと思われるでしょうけれども、きっぱりと書きます。

**欧米では、歯が汚く、口臭のあるビジネスマンが信頼を得ることはありえません。**

服装、髪型などは、周囲に見立ててもらって、急ごしらえをすれば、1日あればなんとかそれなりの見た目になることも可能でしょう。しかし「歯」については、そう簡単にはいきません。

長い期間放置してある歯は、簡単には元には戻りません。だからこそ、自己管理能力が問われるのです。**肥満を短期間で解消できないように、きれいな歯も長期にわたる日々のケアがあってやっと達成できるのです。**

こうした理由から、欧米エリートは体を鍛えるのと同じぐらい熱心に、歯を美しく保つために日々努力するのです。

## きれいな歯は自己管理能力の証明

日本では歯が白くきれいな人はまだまだ少数派です。歯が白く美しい人がいれば、きれいという表現を通り越してすごいといった具合に過敏にも捉えていませんか。

一方で、欧米エリートは「自分が周りからどう見られるべきか」を念頭に置いて、相手に清潔感を与えられるようなきれいな歯を維持するよう努めます。そのために、定期的に歯科医院に通ってクリーニングを受け、自宅での口腔ケアも毎日抜かりなく行い、更にはホワイトニングも行う――これらが欧米エリートの日常行為なのです。
「歯をきれいにすること」が、ビジネスマンとして必要不可欠な「身だしなみ」の一つと考える欧米エリート。彼らと我々日本人の「歯に対する意識」の間には、非常に大きな隔たりがあります。

## アメリカ人が歯にかけるお金は日本人の6倍！

その意識の差は実際のデータにも表れています。

**欧米ではエリートほど歯へのメンテナンスを徹底**しています。２０１３年、パナソニックは30代から50代のアメリカ人男性と日本人男性のビジネスマンを対象とした、「歯とオーラルケアに関する意識調査」を実施しました。

その結果、**歯にトラブルがなくても歯医者に通院する割合は、アメリカ人男性が全体の76％であったのに対して、日本人男性はたったの36％**という結果でした。

さらに**「歯をきれいに保つためにお金をかけても良い」と思うアメリカ人男性は86・5％**にものぼり、実際、彼らの歯への年間投資金額は平均約３万６０００円であることがわかりました。

それに対して、日本人の回答は42・5％、年間投資額は平均約６０００円、という風に日米で大きな差がありました。なんと**アメリカ人男性は日本人男性の約6倍も、歯に投資しているのです**。

実際のところ、この差の根底には、両国における社会制度や経済的な側面が影響しています。

日本と医療制度が異なる欧米では、歯科治療は多くの場合自費診療となります。そのため、虫歯や歯周病などの疾患にかかってしまうと、自己負担で非常に高額な治療費を支払わなくてはなりません。

こうした背景から、**欧米人は歯が痛くない段階でも、こまめにメンテナンスのために歯科医院に通って、予防処置を受けるのが当たり前**です。また、日頃から虫歯や歯周病にならないように、徹底して歯のケアを行っています。

一方日本では、国民皆保険制度により、誰もが治療費の一部（ほとんどの方は３割）を負担するだけで、気軽に治療を受けることができます。このため「歯に何か問題が起きてから病院に行けばいい」とか「痛くなったら行こう」という考えが根強く浸透しています。

残念なことに、全ての人がある一定水準の医療サービスを安心して受けられるという日本の医療制度が、日本人の歯に対する健康意識の低さに一役かっている側面は否定できません。

しかし、そうはいうものの、日本でも年収の高い人ほど歯のメンテナンスを定期的に受けていることもわかってきています。

そして、欧米のエリートたちも、単に経済的な理由ひとつで、普段から歯にお金をかけているわけではありません。

世界のエリートに共通した行動様式があります。その行動様式とは、

「この結果を出すために、いつまでに仕事を仕上げる必要があるか」

つまり、彼らは何をするにも、まず逆算して考えるのです。そして、先を読み、明確な目標を立て、アクションを起こします。仕事で成功している人ほど、こうした逆算思考で物事をとらえ計画します。こうした思考パターンは、当然「歯」にも向けられます。

「長い人生において、より長期的に美味しく食事が楽しめるために」は、「早い段階から歯の健康に配慮しておく必要がある」――エリートは先を見越して、こう考えるのです。

特に最近では、歯周病が全身の健康の要であることが明らかとなってきています（詳細については第2章）。歯周病にかかると、糖尿病や認知症など全身疾患へのリスクが高まるともいわれています。

重責を担う立場の人ほど、健康に留意しています。もしも歯の病気になった場合、金銭的・時間的損失に加えて、日常生活にどれほどの損失が出るかについて、エリートたちは熟知しているのです。

**歯が健康でなければ、食事はままならず、そして全身に不具合がでる。当然、仕事にも大きな影響が出てしまう。それを避けるためにも、エリートたちは歯を大切にします。つまり、歯の健康維持は己のリスク管理の一つなのです。**

エリートビジネスマンほど、仕事、そして仕事に付随する付き合いなどで多忙な毎日を送っています。そんな中、なんとか時間をやりくりして歯科医院へ通っているのです。当然、歯科に通う時間も惜しいはずです。言い換えれば、それほどまでしてでも、彼らは歯のケアに対する投資を惜しむことはしないのです。

## すてきな笑顔で聴衆のハートをつかむ

アップル創業者の故スティーブ・ジョブズはあまりにも有名でしたが、欧米の経営トップのプレゼンテーションを見ると、学ぶべきところがたくさんあります。

彼らは伝えたいことを自分自身の言葉で表現し、抑揚をつけ、時には身振り手振りを加え、体全体でのジェスチャーを用いながら、情熱的に観衆に訴えかけてきます。

一方、日本人経営者で「あのプレゼンは素晴らしい」と名前が挙がる経営者はどれだけいるでしょうか。

観衆が抱くプレゼンテーションへの好奇心や期待感は、冒頭の30秒ほどで決まると言われています。すなわち、オープニングでの第一印象が重要なのです。なぜならば、聞き手が話に最も集中できる時間は、最初のわずか30秒だからです。

この第一印象を決める要素には、わかりやすい言葉、声の抑揚、間の取り方、身振り手振りなどがあります。ただ、それ以上に重要なものがあります。

それが「笑顔」です。

「この人は、素晴らしい。共感した」――こう称賛される人のプレゼンテーションは必ずと言っていいほど、「笑顔」に満ちています。**プレゼンターの自信、能力を聴衆に伝え、相手に深い印象を与えるほど圧倒的な力を持っているのが、「笑顔」なのです。**

「笑顔でいると、周りへの印象が良いだけではなく、有能な人として映る」と、ペンシルベニア州立大学の研究でも報告されています。

魅力的なプレゼンターの「笑顔」をよくよく観察してみてください。すると、ある共通点に気づくはずです。その共通点とは、笑顔の元に必ずといっていいほど「健康的、かつきれいに並んだ美しい歯」があるということです。

自信の象徴ともいえる「笑顔」は、健康的で美しくきれいな歯によって、より一層輝きを放つのです。

もともと自己主張の国である欧米では、皆「自分をどう見せるか」に長けています。そうした環境では、相手に自分を魅力的にアピールできなければ、ビジネスチャンスを手にすることができません。自分をすてきに魅せたいときに大きな武器となるのが「笑顔」です。そして、美しい歯は笑顔をより引き立たせ、相手に強い印象を植えつける重大な役割を果たします。

欧米エリートが美しい歯に重きを置くその理由がおわかりいただけましたでしょうか。美しい歯と笑顔にビジネスチャンスを引き寄せる力があることを、彼らは身をもって理解しているのです。

## 笑う行為は幸せを招き、災いを遠ざける

きれいな歯と自信に満ちた笑顔は、周囲に良い印象を与え、また有能な人物として映るということをお伝えしてきました。ここで余談になりますが、笑顔の効能についてご紹介していきます。

**「笑顔で話しかけると、笑顔を向けられた相手との会話がスムーズに進む効果がある」**と言われています。笑顔を向ける、たったそれだけでコミュニケーションがなめらかになって、小さなことでも話し合えるような関係性を築くきっかけとなります。

ビジネスにおいて、良好なコミュニケーションはあらゆるシーンで不可欠です。笑顔で良好・円滑なコミュニケーションを取っていれば、プロジェクトの進行もスムーズになります。万が一、問題が起こった場合でも、問題が大きくならないうちに収束させることが可能となります。このようにトラブル対応にかかる時間や労力のムダが省ければ、ビジネスをする上でのリスク軽減にもつながります。

つまり、**笑顔はコミュニケーションにおける最強の潤滑油であり、またリスク回避にも効果がある万能薬と言えるのです。**

さらに、笑顔は向けられる相手に対してだけでなく、笑顔になった自分自身の内面にもプラスの効果があることが知られています。

　このことは、多くの偉人が古来より説いています。

『幸福論』の著者、フランスの哲学者アランは「幸福だから笑うのではなく、笑うから幸福なのである」という言葉を残しています。

『種の起源』で有名なダーウィンは「笑顔というのは気分が良いときに出るだけではなく、笑顔でいる（微笑む）という行為そのものが、気持ちを上向きにさせる効果を持つ」という「表情フィードバック理論」を発表しています。

　こうした、笑顔がもたらすプラスの効果については、近年科学的にも証明されつつあります。**笑顔を作るだけで、快感や多幸感を得られる神経伝達物質の「ドーパミン」が増える**ということもわかってきました。

　その他にも、笑うことが「エンドルフィン」や「セロトニン」といった幸福感やリラックスをもたらすホルモンの分泌を促し、逆に「コルチゾール」といったストレスホルモンを減らす効果があることもわかってきています。もう、笑顔で過ごすしかないですよね！

　いつの時代においても、笑顔は美しいもの。いつも笑顔でいる人は、多くの人に愛されます。そう、笑顔には人々を幸福にする魔法のような力があるのです。

## 「日本人は先進国で最低の歯並び」と76％の在日外国人が回答

話を戻します。我々日本人は、ある不名誉なことで世界的に有名です。どんな点かと言うと「歯並びが悪い」ということです。

データでお見せしましょう。２０１２年、アライン・テクノロジー・ジャパン株式会社が、日本に住む外国人１００人を対象に、日本人の歯並びに対する印象についての意識調査を実施しました。

**その結果は悲惨なものでした。「日本人は歯並びが良い」と回答した人はたったの４％。一方で、76％が「歯並びが悪い」と回答しました。「先進国で最低」「ひどさに驚く」「なぜ治さないのか」といった声も多く寄せられたといいます。**

外国人からそんな風に見られていたなんて、思いもよらなかったことでしょう。

耳が痛い話題かもしれませんが、もう少し例を挙げていきます。

一昔前のセレブファミリーでよく見られた光景なのですが、誰もが羨むようなすてきなご一家がいました。お嬢さんは学費が高いことで有名な私立の学校に通学中。そして趣味は、バイオリンに華道、身につけるのは高級ブランド品。週末ともなれば、母親とホテルのランチへ出かけ、優雅に時間を過ごします。しかし、彼女には残念なポイントがあったのです。それは、彼女が笑ったときに姿を覗かせる、大きな八重歯……。

ご記憶にある方もいらっしゃるかと思いますが、80年代は「黄金期」と称されるほど女性アイドルが一世を風靡していました。その女性アイドルに共通する必須条件が「八重歯」といえそうなほど、八重歯が大ブームになったことがありました。

目立つ八重歯を愛らしいチャーミングポイントの一つと捉え、あえて八重歯を作る「付け八重歯」も流行したほどです。

現在は八重歯ブームではありませんが、日本では今でも八重歯に好意的な印象を持つ方も少なくないのが実態のようです。先日も、ある女子高校生から歯並びの相談を受けたのですが、こんなことを言われて驚きました。

「先生、前歯のガタガタを治したいです。でも、八重歯はそのままで。だって、八重歯があったほうがかわいいから」

八重歯を治さない矯正治療なんて存在しうるのかという疑問が浮かんだと同時に、日本人独特の美学、文化が今なお根強くはびこっていることに、衝撃を受けました。

八重歯に限らず出っ歯など、歯並びの悪い人が日本人に多く見られますが、それには理由があります。

残念なことに、**日本人の顎は歯並びが悪くなりやすい骨格をしている**のです。

美しい歯並びを保つには、歯が並ぶのに十分な大きさのある顎のアーチが必要です。欧米人は顎のアーチが大きく、また横にも広いため、歯がアーチ内にきれいに収まりやすい骨格をしています。

その一方で、日本人は顎のアーチ自体が狭いのです。アーチが狭いと歯が並ぶだけのスペースが不足します。このため結果的に八重歯や、出っ歯になりやすいのです。

おそらく、こうした生物学的な違いが根底にあるために、日本では歯並びに対する価値観が、欧米とは異なるものになっていったのかもしれません。

## 独自の美意識や高額費用が日本を矯正後進国に

ほかにも、日本固有の価値観として「口は小さいほうがよい」とか「歯を見せることはみっともない」などがあります。特に女性に対しては、大きな口をあけてゲラゲラ笑うことは控え、口元は手で隠すのがご作法である、と。

このように、日本の価値観では「口元を隠して歯を相手に見せない」ことが美徳でした。そうすると、どうなるでしょう。たとえ歯並びが悪かったとしても、他人に見えないので指摘されることがありません。結果として、歯並びを治す必要性が生まれないのです。

また、海外では忌み嫌われる八重歯も、日本では真逆の〝チャーミングポイント〟という評価でしたから、美意識の基準がガラパゴス。諸外国とは異なった評価基準が育まれたのです。美意識を海外基準に合わせる必要はありませんが、グローバルに活躍したり、一流の人々とコンプレックスを抱かずに交流したりするためには、そうした現実も受け入れる必要があるでしょう。

経済的な面にも違いがあります。アメリカでは歯列矯正にかかる費用は日本に比べ安く済みます。決して安価だとは言えませんが、アメリカは医療保険で歯列矯正がカバーされることも多く、日本よりも歯列矯正に踏み切りやすい環境にあります。

**日本で歯列矯正が十分に普及しない要因の一つとして、費用が高額である**という点は無視できません。高額な治療費が払えないために、歯列矯正を諦めなければならないというご家庭をたくさん目にしてきました。

しかし、日本人が歯列矯正に踏み出さないのは、こうしたコスト面だけが問題なのでしょうか。

生物学的に歯並びが悪くなりやすい人種であるがゆえに、美しい歯に価値を感じないことや、また独自の文化的背景から、「歯は大切にするほどのものではない」という価値観にたどり着いてしまっているように私には見えます。

## 欧米のアニメに矯正中の子が登場する理由

欧米の映画やドラマでは、登場人物が歯科医にかかっている場面をよく目にします。このことは、欧米では歯医者に通うことが、買い物やスポーツジムに行くのと変わらない日常行為であることを表しています。

一方、日本の映画やドラマで歯科に関わる場面が出てくるのはまれです。なぜなら日本で歯科という場所が、なじみのない特別な場所という意識が強いためだと思われます。

さらに特筆したいのが子役です。欧米では、歯に矯正装置がついている子役が当たり前のようにテレビに登場します。アニメ作品でも、登場する子どもが矯正装置をつけているシーンが頻出するのをご覧になったことがあるのではないでしょうか。

一方、日本の映画やドラマで、そんな子役を目にしたことがあるでしょうか。ゼロではないのかもしれませんが、私の記憶ではありません。

欧米では、10代前半の時期に、クラスの子どもたちの多くが一斉に歯列矯正を始めるのが一般的です。周りを見ると、どの子も矯正装置をつけているというのが、ごく当たり前の光景なのです。ですから、歯を矯正することに子どもが抵抗感を抱くことはありませんし、また大人への通過儀礼といった感覚で、楽しみにしている子もいるほどです。

## 矯正を楽しみにする欧米、憐れむ日本

日本はどうでしょうか。以前と比べると矯正している子どもが増えていますが、それでも矯正装置を付けている子どもは少数派。学校で目立ってしまうことが苦痛なようで、子どもたちは歯に装置が付くことを恥ずかしがります。周囲も「かわいそう」という視線です。ご両親にも同じような意識を持った方が多く、「歯に装置を付けないで矯正できますか？　いじめにあったら困るので……」と相談しに来られる方もいらっしゃいます。

**歯の矯正を通過儀礼として楽しむ欧米と、いじめに発展しうる隠したいことだと捉える日本。**日本の矯正に対するこの消極的な姿勢は、実に大きな壁となっています。

日本では、子どもに矯正をさせる目的として、「見た目を良くする」ことに重きが置か

れることは少なく、あくまで「健康のため」にやるという方針の方が多いように感じます。

歯並びが悪いとうまく歯が磨けないので虫歯や歯周病になりやすいし、食事中に食べ物がうまく嚙めない、だから歯並びを治したい――このように、矯正は生活における支障を取り除く、あくまでも健康のために行われる治療という側面が強調されます。

つまり、歯並びが美しいことは素晴らしいと強調しても、子どもに歯列矯正をさせるまでの原動力にはつながっていないのが現状です。このため、歯並びは気になるものの、高いお金を出してまで治す必要はないと考えるご家庭が多いように感じます。

## 子どもの矯正は「健康のため」の日本、「美しくするため」のアメリカ

一方、**欧米では治療基準が「歯並びが悪いかどうか」ではありません。「歯並びが歯列矯正も不要と言えるほど整っているかどうか」なのです。**すなわち、美しくあるために行う治療なのです。

特にそれが色濃く出ているのがアメリカです。アメリカでは、歯並びを正すことは身体の疾患を治療するのと同じくらい重要と考えられていて、親は我が子に矯正をさせます。

歯列矯正をさせない親は、親としての責任を果たしていない、とする見方まであります。

欧米の中流以上の家庭では、子どもの永久歯が生えかわったタイミングで「矯正をするべきかどうか」を判断する家族会議が必ずあるほどです。

繰り返しになりますが、この言動の根底には「歯並びが悪い＝貧しい家庭である＝十分な教育を受けていない」という考え方が人々の間に根深く浸透しているためです。歯が家庭のレベル、ひいてはその人の素養のバロメーターとなっているのです。

## 80％の人が「他人の口臭が気になる」と回答

なぜこれほどまでに、欧米では歯並びが重視されるのでしょうか。

健康的な美しい歯が、自己管理能力、ステータス、富の象徴であることはお伝えしてきた通りですが、実はもう一つ、きれいな歯並びが重要になる理由があります。

そのもう一つの理由とは「口臭」です。**口臭と歯並びには密接な関係があるのです。**

たかが口臭と思われるかもしれませんが、実は対人関係に影響を及ぼす因子となっていることをご存じでしょうか。２００９年に製菓大手グリコが行った「口臭に関するアンケート調査」によると、80％強もの人が「他人の気になるにおい」として口臭を挙げています。これは、汗臭や加齢臭、タバコ臭などを抜いてトップです。**他人の最も不快なにおい＝口臭**なのです。

さらに、このアンケート調査によると、13％の人が「口臭が原因で付き合いをやめたり、避けるようになったりした人がいる」と答えています。この数字を多いと見るか少ないと見るかは意見が分かれるかもしれませんが、要するに**「口臭があると対人関係で損をする可能性がある」**ということです。

「口臭の強い人とは恋愛関係になれなかった」と話す人も少なくありません。これはビジネスにおいても同じこと。誰しも口臭の強い方と話すのは避けたいものです。つまり、口臭がコミュニケーションの障害となりうるのです。そして、交渉相手に不快な思いをさせてしまうことで、営業成績に影響を与える可能性も出てきます。

「あの人は口が臭い」というレッテルを貼られることは、ビジネスマンにとって大きなリスクとなることがおわかりいただけたでしょうか。

## 歯並びの悪さや八重歯は口臭に直結

では、口臭と歯並びの関係についてお話ししていきましょう。

口臭が発生する主な原因としては、歯と歯が重なってガタガタしている場所に汚れが溜まりやすいことが考えられます。歯並びが悪いと磨き残しができやすく、そこに溜まった汚れから口臭が発生します。

ここで特に注意してほしいのが八重歯です。唇をめくって八重歯を見ると、汚れがべったりと付着していることが少なくありません。さらに悪いことに、出っ歯や八重歯などの場合、唇を閉じようとしても閉じにくいため、口を開いたまま呼吸をする「口呼吸」をしがちです。

この口呼吸が曲者です。口呼吸をすると、口の中が乾きやすくなります。そして口が乾くと口臭が一段と発生しやすくなるのです。

その理由と対策は第5章で詳しく書きますが、こうした理由によって、歯並びが悪いと口臭が起こりやすく、他人に与える不快感が増すということを覚えておいてください。

## 「日本人は風呂好きで清潔だから無臭」は幻想！

欧米では挨拶の際、頬にキスを交わします。恋人・夫婦間でも、キスやハグなどのスキンシップが日常的に取られています。皆さんもテレビのニュース映像で、欧米の首脳外交において首脳同士が頬を寄せ合っているシーンを見たことがあると思います。

このように、**欧米では、人と人との距離が接近するシーンが日常的にあるため、普段から口臭に敏感にならざるをえない**のです。彼らにとって口臭をマネジメントすることは、必須の「マナー」となっています。

ビジネスの場では、さらに口臭へのケアが徹底されます。欧米のビジネスマンは口臭の原因が歯並びにあるとわかれば、すぐに治療に向かうでしょう。

一方、**挨拶のキスやハグの習慣がない日本では、口臭マネジメントを意識せずに日常を過ごせます**。この文化の違いが、結果的に口の臭さを放置する要因となっています。

みなさん、これまで「一般的な日本人は清潔好き。毎日お風呂に入るので、どの国の人よりも無臭に近い」と思っていませんでしたか？　悲しいことに、多くの外国人が「日本人の残念な点」として「口臭」を挙げています。

欧米人から口臭を指摘されるとは思わなかったでしょう。

ワキガなどの体臭に関しては、欧米人と比べて無臭に近い日本人。

しかしながら、口臭となれば一転して、**日本人の口の臭さは世界的に悪評高い**ことで有名なのです。

## 親の所得や学歴が低いほど、子どもの虫歯が多い

私自身は、幼い頃に両親が矯正を受けさせてくれました。このためイギリス留学中も、「歯」で嫌な思いをしたことはありませんでした。歯並びを治していなかったら、どう扱いが変わっていただろう……鏡を見ながら、そんなことを考えたこともあります。両親が矯正をプレゼントしてくれたことに感謝しています。

今後、グローバル化が加速する世の中で、欧米人と仕事をする機会が増えていくでしょう。そのときにあなたの子どもが、**たかが「歯並び」で「付き合う価値のない人間」とレッテルを貼られ、成功のチャンスを逃してしまう未来を想像できますか。**

**そしてあなたは子どもがそんな風に扱われることに耐えられますか？**

一般的に歯並びは、後天的な要素も影響しますが、先天的、つまり遺伝的要素が大きく影響します。そのため、**もしあなたが歯並びにコンプレックスを持っているならば、お子さんもおおよそ同じ運命をたどる可能性があります。**

以前でしたら、多少歯並びが悪くても、そもそも矯正する人の数も少なく、また周りも大して歯並びを気にしていなかったため、歯並びの悪さを気にすることなく過ごせました。

しかし、時代は刻々と変化しています。今後、さらにグローバル化が進行して、日本でも「歯」に対する意識の「欧米化」が進み、お子さんが成人になる頃には、今の常識が非常識になる――そんな未来が見えませんか。

歯並びに限った話ではありません。子どもの時から虫歯のない健康な口内環境を整えておくことは、とても大切なことです。

現在、世界的に「格差」が問題となっています。先進国・後進国といった国家間の格差のみならず、日本国内でも富裕層と低所得層の格差が拡大しています。

この、所得格差は「健康格差」に直結します。つまり、所得や学歴などの社会経済的な地位の違いによって、健康や享受できる医療の質にも違いが出てくるのです。

アメリカではすでにこの健康格差が広がっていて、例えば経済的に貧しい州ほど、肥満率が高い傾向にあります。一方で、日本は保険制度上、欧米ほど健康格差は生じないと言われています。ところが実際には、すでに子どもの歯の健康に格差が如実に出始めているのです。

2016年、兵庫県保険医協会が小中高・特別支援学校を対象に行った調査で**「親の所得や学歴が低いほど、子どもの虫歯が多い」**ということが、明らかになりました。(＊2)

学校歯科検診で虫歯などが見つかって「要受診」になった約3万5千人のうち、歯科の受診が確認できない児童・生徒が約2万3千人と、65%にも上ることがわかりました。

さらには、治療されていない虫歯が10本以上あることを「口腔崩壊」と言いますが、学校に口腔崩壊している子どもがいる割合が、なんと35%にも上ったのです。

「口腔崩壊」の原因には、児童虐待、育児放棄の可能性もありますが、両親の仕事が忙しく、子どもの歯に気を使う時間や、歯科医院へ連れていく経済的な余裕がないことも原因として考えられています。特に目立つのがシングルマザー世帯の子どもで、母親が時間的、経済的に余裕がないため、食事もカップ麺や菓子類が多かったりと、歯の健康に悪い影響を与えています。

虫歯は自然治癒しないので治療が必要です。しかし、前述のような理由から、子どもを歯科医院に連れていかず放置して口腔崩壊に――そんな悲劇が蔓延しているのです。

## 子どもは口を健康にすると学力も向上する!

歯の機能は、単に、食べるという咀嚼機能だけではありません。「嚙む」という行為による脳への刺激は、脳の発達、活動において極めて重要です。

人間の五感の大半は、口を中心として、唇、舌、目、鼻、耳に集まっていて、外部からの情報の収集と伝達は、多くの場合、口の周囲で行われています。
このため、例えば虫歯で歯が崩壊して噛むことができなくなると、脳への刺激が大幅に減少し、様々な悪影響を及ぼす可能性が出てきます。

みなさん子どもの頃から「よく噛んで食べましょう」と言われてきたのではないでしょうか。よく噛むと消化吸収が促されることは広く認識されていますが、なんと、よく噛むことが子どもの学力に影響を与えるということも近年解明されています。

動物実験ではありますが、マウスに離乳期から成長期にかけて粉末のエサ（噛む必要がない）を与えるグループと、固形のエサ（噛まなくてはいけない）を与えるグループの2つに分け、記憶・学習能力のテストを行いました。[*3] その結果、固形のエサを食べていたグループのほうが、咀嚼する筋肉が発達し、さらには記憶力や学習能力が高いという結果が出たのです。

また2つのグループのマウスの海馬（記憶、学習能力をつかさどる脳の神経組織）を分析したところ、固形食を食べていたマウスのほうが神経細胞の数が多く、海馬がよく発達していました。

つまり、**成長期に食べ物をよく噛むことで、咀嚼筋が活発に動き、脳神経が刺激を受けて発達し、記憶力や学習能力の向上につながるのです。**

さらに、よく噛むことによって、感覚能力、運動能力も高くなる傾向があると言われています。「噛む」刺激は、脳の中枢に送られ、記憶、思考、感覚、意欲、そして運動に関わる脳の分野を活性化することがわかっています。

では、成長期に虫歯で歯が痛くて噛めない状態が長く続くとどうなるでしょうか。まず、通院で勉強時間が削られてしまいます。これは学力低下の直接的な要因になります。さらに、噛めない状態が続くことで、顎の発育や舌の動きが妨げられて、歯並びに影響が出ることも考えられます。

また、噛むことが脳の発達にもたらす影響をも考えると、噛めない状態が長く続けば、脳への刺激が減少し、脳の働きや集中力の低下につながる可能性が出てきます。

ですから、**子どもの歯に目を配り、よく噛める健康な口内環境を整えておくことは、子どもの学力向上に不可欠です。学力向上のために学習塾に通わせたり、お稽古事をさせたりするのも大事です。しかし、お子さんのために何よりもまず取り組んでほしいのが、口の健康への配慮です。**

海外や日本の富裕層が子どもの歯にお金をかけるのは、決して見栄からくるものではありません。歯が子どもの知能、身体能力を伸ばし、また健康に寄与することを彼らは理解しているのです。

## 欧米人のいる職場にデンタルフロスがある理由

日本を初めて訪れた外国人がまず驚くのは、どこへ行っても道路にゴミが全く落ちていないほど清潔な点だといいます。誇らしいことです。でも、そんなきれい好きな日本人ですが、口の中のお掃除だけはどうも苦手なようです。

ひとつ面白いデータがあるのでご紹介しましょう。

「欧米人の間では日常の常識なのに、日本人はほとんどやっていない」ことがあります。何であるか想像できますか？

答えは、「デンタルフロス」によるケアです（歯のすき間に糸を通して食べカスやプラークを取り除く清掃補助器具。日本では「糸ようじ」と呼ばれたりもするタイプが多い）。

２０１６年の歯科疾患実態調査によると、デンタルフロスや歯間ブラシを用いた歯間部清掃を行っている人の割合は約30％でした。40～70代に注目すると、女性では50％以上が

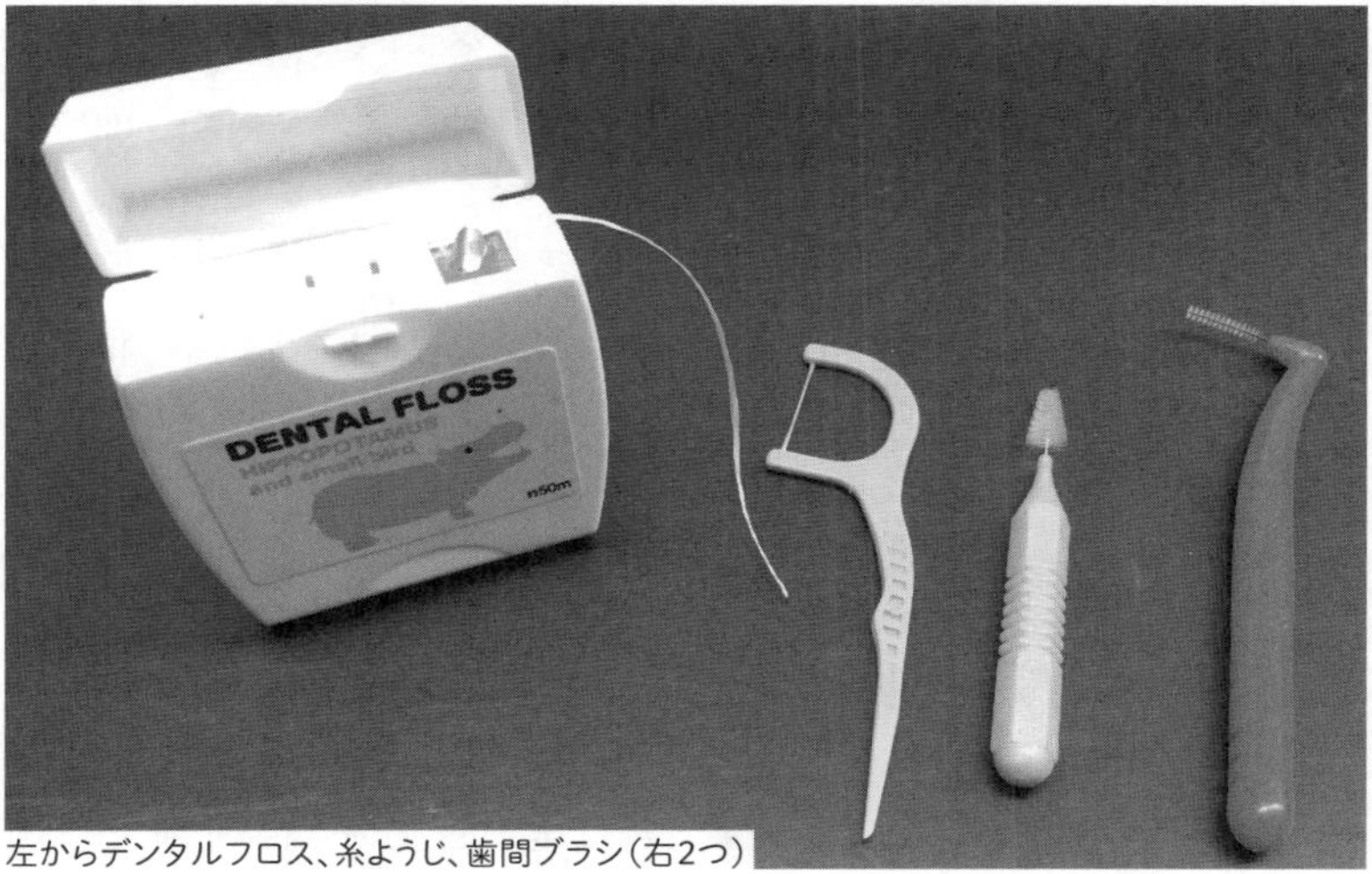


左からデンタルフロス、糸ようじ、歯間ブラシ（右2つ）

**歯ブラシだけでは4割も磨き残す！**
**——歯と歯の間のプラーク除去率**

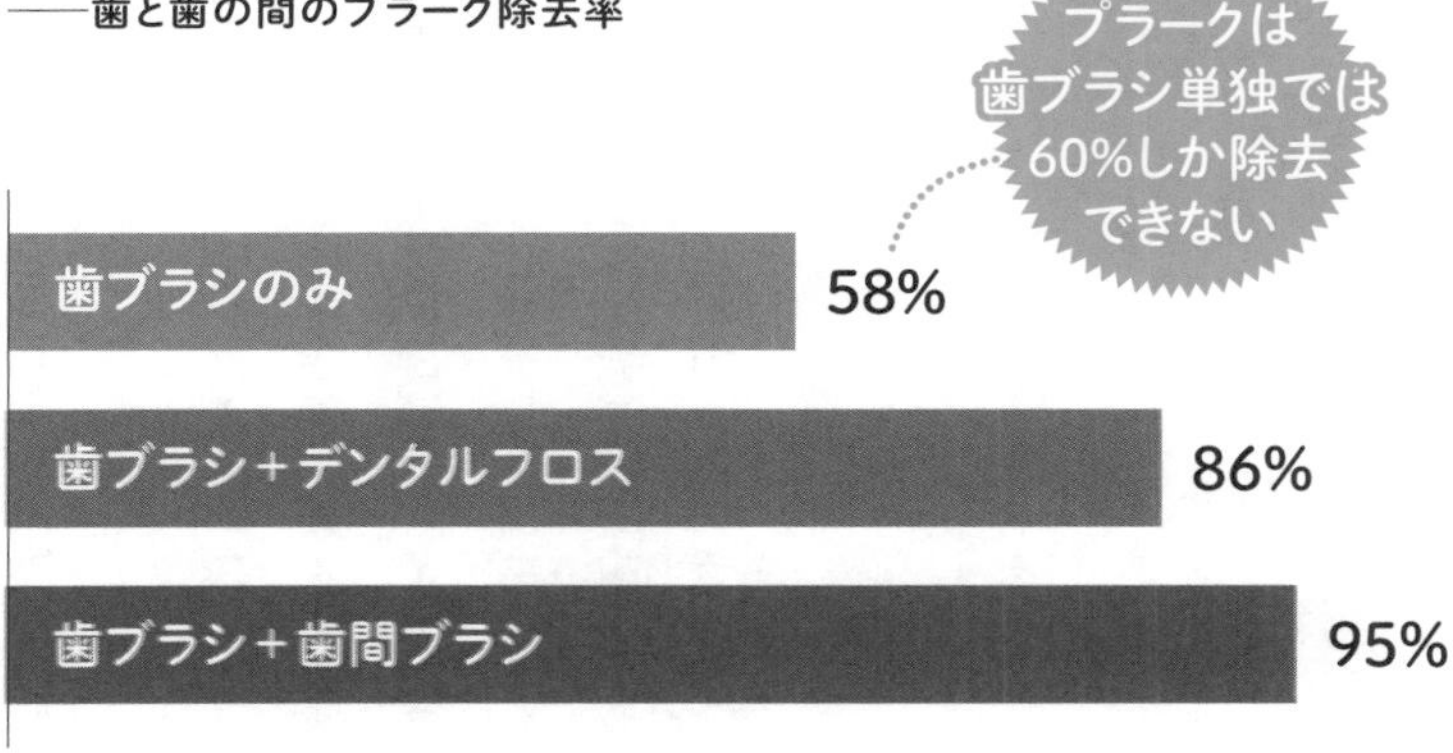


出典：山本他　日歯周誌　1975年（改編）

デンタルフロスや歯間ブラシを用いた歯間部清掃を行っていましたが、男性の使用率は35％前後と低い状況でした。

今や国民病ともいわれる歯周病ですが、歯周病予防には、デンタルフロスによるケア、もしくは歯間ブラシによるケアが欠かせません。ちなみに1998年、**アメリカ歯周病学会が掲げたスローガンは「Floss or Die（デンタルフロスか死か）」**。デンタルフロスを普及させようという強いメッセージが込められています。どうしてデンタルフロスや歯間ブラシによるケアが必要かというと、**歯の汚れであるプラーク（歯垢）は、歯ブラシ単独では約60％しか除去できない**ためです。[＊4] 歯ブラシだけでは、残りの40％のプラークは除去されずに残ったまま、なのです。驚きですよね。

そこで、歯ブラシに追加して、デンタルフロスによるケアを行った場合をみてみましょう。

なんと、約85％の歯垢が除去できるというデータが出ています。またデンタルフロスではなく歯間ブラシによるケアを追加で行った場合は、約95％ものプラークが除去できると言われています。

この事実をご存じでない方は少なくないのではないでしょうか。

みなさんも歯科で「歯みがきの後にデンタルフロスや歯間ブラシを使うように」と勧められたことがありませんか？　その理由は、どんなに歯ブラシでの歯みがきが上手な人でも、歯ブラシだけでは、汚れを取り残してしまうためなのです。

ここまで読んでくださった皆さんには、デンタルフロスや歯間ブラシを使わなくてはならない理由がご理解いただけたと思います。

欧米では予防歯科が浸透していて、小さい頃から歯医者に通う習慣があります。そのため、正しいブラッシングの基礎知識を歯科医院にて直接専門家から教えてもらえます。ですから、子どもの時からデンタルフロスによるケアが習慣になっています。

子どもの時に身についた習慣は、いくつになっても続きます。ですから、欧米では当たり前のように仕事場にもデンタルフロスが置いてあるというわけです。

一方、日本ではブラッシングについて、多くの場合は親が子に教えます。正しい知識を持った親がしっかりと教え、習慣づけるのなら問題はないのですが、親が間違った方法でブラッシングをしていれば、子どもも間違った方法で磨くことになります。

残念ながら日本では、健康意識の高い親でも、こと歯の健康に関する知識は、持ち合わせていないケースが少なくありません。その結果、家族そろって間違ったブラッシングをしている可能性が高いのです。また、そのような家庭の子どもは、おそらくデンタルフロスの存在すら知らずにいるのではないでしょうか。

こうした生活習慣の差が、**80歳になったときの歯の残存数として明確に表れています。人は20本以上の歯があれば、食生活にほぼ満足することができると言われていますが、予防歯科大国であるスウェーデンが19本、アメリカが18本である一方、日本は15本**[＊5]と、欧米に比べ、大きく後れをとっています。ちなみにこの数字は平均値です（貧困層のゼロ本といった数字が大きく平均値を下げている）。つまり、**欧米のエリート層は80歳になっても、ほとんどの歯が残っていて、健康な歯で美味しく食事を摂っているのです。**

歯みがきに加えるひと手間をやるかどうかが、いつまでも自分の歯で美味しく食事を楽しむために非常に重要になってくるのです。このことを知っている欧米人と、知らない日本人。その差は、歯の数だけでなく、笑った時の歯の美しさにも表れます。

みなさんのお子さんのために、そしてみなさんご自身の将来のためにも、正しいブラッシングとデンタルフロスの習慣を取り入れてみませんか。

## 歯をケアすれば、人生が変わる！

私は、歯に対して意識の高い日本人に会うと「歯を意識するようになったのはなぜなのか」とつい伺ってしまいます。日本では希少ともいえる、歯に対して意識の高い人々のバックグラウンドや考え方に興味があるからです。

彼らの話を聞いて、多くの方に共通していたのが「欧米での駐在経験がある」、もしくは「それ相応の地位の方とコミュニケーションを取る必要がある」という点でした。

そして、そんな彼らに共通していた行動様式が、問題を先延ばしにせず、積極的に治そうと動く行動力があるという点でした。彼らは**どんなに小さなことでも、人生にマイナスになりそうな芽に対しては、すぐに摘みとる努力を惜しみません。**

そして彼らは、面白いことに、口を揃えてこう言います。

**「口元に気を使い始めるようになってから自分自身が変わった」**

歯に興味を持ってから、外見以上に内面が変わった、というのです。

「矯正をして本当に良かったよ。恥ずかしいから内緒にしてほしいんだけど、朝、髭剃りの時に鏡に向かってニッと笑うことが日課になったんだ。鏡に映る自分を見ていると気分が上がるね。根拠は全くないのだけれど、なんだか1日うまくいきそうな気がする」

歯がきれいになり、自信を持てる笑顔ができるようになってから、行動がプラスに変わったというのです。

「仕事も順調。大きな仕事もどんどん決まって、人と会うことが楽しみになって、フットワークも軽くなった。人脈も今まで以上に広がって、毎日が楽しくて仕方がない」

外見だけでなく、それに付随した内面の変化も周囲に伝わるようで「性格が変わった」とよく言われるようになった、とのこと。確かに、歯がきれいになるにしたがって、笑顔が増えるのは、全ての患者さんに共通します。

きれいな歯になると、人前で大きく歯を見せて笑うことにも抵抗がなくなり、笑顔はより美しく輝いたものになり、さらに自信のみなぎったものへと変化します。

美しい笑顔により得られる効果は、想像以上に我々の健康、生活、仕事面でプラスの影響を与えてくれます。歯がきれいな人でスーツがヨレヨレ……なんて人を見たことがありません。歯への意識が、生活スタイルまでもプラスへ転換させるのです。

**今からでも遅くはありません。口元から意識改革を始めていきましょう。**欧米人が生まれつき歯が美しくきれいなのかというと、決してそんなことはありません。彼らも努力の結果として、その美しさ、そして自信を手にしているのです。

コラム

# 矯正の専門医が教える子どもの矯正の正しい知識

## 子どもの歯並びは親の責任が100%

一流の方、一流を目指す方ならもはや常識なのが、我が子の歯にも責任を持つということです。これまでお伝えしたように、欧米で矯正している子供がアニメや映画の主人公になるほど一般的なのは、**子どもにしっかりとした教育を受けさせることと同様に、成人するまでに健康できれいな歯を授けることは親の大事な責務だと考えられているからです。**

日本でも子どもの歯並びに関心を抱く親は増えているのですが、残念なことに古い知識や間違った情報を基に判断されている方が多いので、ここで正しい知識をお伝えしたいと思います。すべて理解する必要はありませんが、矯正の専門医にかかるための予備知識として頭に入れておくだけでもお子様の将来に役立つはずです。**くれぐれもネットの怪しい情報や真偽不明な口コミを鵜呑みにしないようにしてください。**

## 子どもの矯正はいつから始めるべき？

子どもの矯正治療は親が決断しないと始まりません。でも、いつ始めるべきか悩む方が大半です。「乳歯の段階から始めたほうが永久歯がきれいに生える」、もしくは全くその逆で、「永久歯が生えそろうまで待つべき」など、様々な情報が飛び交っているからです。

そもそも、子どもの矯正治療とはいつの時期をさすのかというと、乳歯の段階、もしくは乳歯から永久歯への移行期の段階の治療で、これを一般的に「一期治療」と呼んでいます。一方、全て永久歯に生え変わった後の治療は「二期治療」といい、12～13歳以降にあたります。当然、大人から始める矯正治療は全てこの二期治療に該当します。

一期治療と二期治療は共に、歯並びをきれいにするというゴールは共通ですが、その過程に決定的な違いがあります。二期治療では、ワイヤーなりマウスピースなりどういった手段で治療するにせよ、「歯のみ」を動かすことで歯並びを治していきます。

一方、子どもの矯正治療である一期治療では、単に歯を動かすだけではなく、まさにそのタイミングで起きている顎の成長発育を利用して、上下の顎の位置関係を改善するといった、骨格へのアプローチに重点が置かれる点が特徴的です。例えば、出っ歯であるとすると、その骨格的な原因として想定されるのは、上の顎が前方に出ている場合と、逆に、下の顎が小さく後退しているがゆえに出っ歯になっているという下顎の成長に問題がある場合の二通りが考えられます。もし、出っ歯の原因が前者であれば、上の顎がこれ以上前方向へ成長するのを抑制する、もしくは後者であれば、下顎の前方への成長を促すといったように、顎の成長を理想的な方向に導きます。これを専門用語で「成長誘導」と呼んでいますが、まさに成長段階にある子どもだからこそ行える治療であり、これこそが一期治療の最大の強みというわけです。用いる装置の種類は多種多様ですが、一般的に取り外しが可能な装置を用いることがほとんどです。

成長誘導に加え、一期治療にはもう一つ重要な目的があります。「悪習癖を除去する」というものです。

「悪習癖」の例として最も端的なものが、大きくなっても残っている指しゃぶりです。指しゃぶりは、幼少期のほとんどのお子さんに見られますが、この習癖が6歳を目安とする永久歯が萌出する時期以降までも続く場合には、指の力で上の前歯が前に押されるために、人為的に出っ歯を作ってしまうことになります。

## 指しゃぶり、爪噛み、口呼吸など歯に悪い子どもの悪習癖

このように子どもの頃の悪習癖は、歯並びに特に大きく影響を与えます。指しゃぶり以外にも、下唇を噛む癖や爪を噛む癖も歯並びを悪くする要因です。

また、舌にも細心の注意が必要です。常に、舌を上の前歯と下の前歯の間に介在させた状態にしている悪い癖をもった子どもがいますが、そうした子どものほとんどが、奥歯は噛んでいるのに、前歯がぽっかりとあいてしまっており、前歯で物が全く噛めない開咬と呼ばれる不正咬合を呈しています。

口呼吸も歯並びに悪影響を与えます。そもそも呼吸は、顎骨、舌、頭の位置を決める基本的な因子です。口を介して呼吸をするためには、下顎と舌が後ろに下がり、頭を後方に傾斜させる姿勢をとる必要がありますが、このような頭の位置が持続的にとられると、出っ歯や開咬になってしまうのです。こうした子どもの頃の悪習癖が原因で発現している不正咬合は、早期発見し、その悪習癖を除去することで、みるみる改善していきます。対応が早ければ早いほど永久歯に生え変わった時の悪影響をなくすことができます。

一期治療には、歯並びに影響を与えうる悪習癖を除去し、永久歯が正常に生え変わるように導く役割があるのです。

## 子どもなら抜かないで治せる「前歯のガタガタ」

そしてもう一つ、柔らかい物を好む傾向、いわゆる「ソフト食」嗜好により、顎の華奢な子どもが増えています。それに伴って問題となるのが、前歯のガタガタな並びです。歯の並ぶアーチが細く狭いので、歯が標準サイズであったとしても、正常に並びきらないのです。

このような場合、歯列を横方向に拡げる装置を用いて、一定の大きさまで拡大させることがあります。狭いアーチを拡大することができれば歯が並ぶための新たなスペースが生まれますから、仮に何もせず狭いアーチのまま大人の歯並びになった際にはガタガタが酷くて高確率で歯を抜いて矯正せざるを得ないところが、歯を抜かなくてもきれいに並ぶ可能性が出てくるわけです。

このように、一期治療を行うことによる利点は大きいのです。しかし、一期治療を行ったからと言って十分といえるほどに歯並びがきれいになるかというと、必ずしもそうとは言えない状況が出てきます。その場合、全て永久歯に生え変わり、顎の成長発育もほぼ終了した時点で、必要に応じて二期治療を行うことになります。

## 子どもの矯正の期間と費用の目安

当然、一期治療と二期治療を合わせると治療期間は長くなります。一期治療は、治療を開始してから大人の歯並びに生え変わるまでの期間ですし、二期治療はおよそ1～2年程度要します。

ただし、一期治療を行った場合では、骨格的な部分も含め条件が改善された段階から二期治療をスタートすることになりますから、抜歯する確率も低くなりますし、一期治療を行わない場合と比較して、二期治療にかかる期間は短縮できるというメリットがあります。もちろん、一期治療のみで治療を終えることができれば、それに越したことがないのは言うまでもありません。必然的に、金額も抑えることができます。

一般的に、矯正治療の金額は、一期治療がおおよそ50万円前後、二期治療がおおよそ80万～100万円程度となっていますから、一期治療のみで治療が終われば、約半分程度の出費におさえられます。仮に、一期治療から二期治療に進むことになった場合でも、トータルで80万～100万円ほどであり、二期治療から開始した場合との金額差はほとんどありません。

以上のことから、お子さんの歯並びが心配な場合には、小学校に入ったくらいの頃に、矯正の専門医に相談されることをお勧めします。適切なアドバイスが得られるでしょう。実際に一期治療を開始するタイミングとしては、場合にもよりますが、上下の前歯の計4本が永久歯に生え変わった頃が目安となります。年齢としては、7〜8歳くらいです。

もちろん、その時の歯並びの状況、生え変わりの進行状況によっては、一期治療は行わず、二期治療から開始しましょうという判断に至ることもあります。

いずれにせよ、一期治療は限られた期間にしか行えない治療ですから、そのタイミングを逃さないようにしたいものです。生え変わりのスピードは個人差が大きく、一般的な実年齢と一致しないことはよくあります。そういった意味でも早めの段階で一度診てもらうと安心でしょう。

都市伝説・勘違いを正す！ Q&A

# 1 大人の矯正は何歳まで可能？ 50代は無理？

長年のコンプレックスを解消しようと、最近では50代、60代の方々からも矯正の希望が増えています。ですから「何歳まで矯正はできますか？」という質問もよく受けます。

**実は、矯正に年齢制限はありません。**歯根膜《しこんまく》といって、歯が埋まっている骨（歯槽骨）と歯根との間に介在する膜状の組織が健全であれば、何歳になっても歯並びは治せます。

とはいえ誰でも無条件に治療可能というわけにはいきません。矯正を始める上で守られるべき重要事項として、「歯周病の管理ができている」ということがあります。歯周病のまま矯正治療を開始してしまうと、歯周病を悪化させ、最悪、歯を失いかねません。ですから、一般的には、歯周病の治療が完了した後に矯正治療を開始します。ただし、重症の歯周病により骨まで弱ってしまっている場合には、矯正治療ができないこともあります。

持病がある場合も注意が必要です。例えば糖尿病は歯周病を悪化させるので、基本的には長期にわたる本格的な矯正治療は行わず、限定的にとどめることがあります。

さらに、矯正は骨の吸収と形成が繰り返されることで歯が動いていく治療であるため、高齢の女性に多い骨粗しょう症患者も治療の制限を受けることがあります。骨粗しょう症を患っている方は、治療を開始する前に必ずそのことを担当歯科医に伝えてください。

また大人の場合、それまでの歯科治療歴や歯ぐきの状態でも制限が加わることがあります。わかりやすい事例ではインプラントです。当たり前ですがインプラントは動きません。既にインプラントが入っている場合、矯正はできますが、インプラントによる制約を受けます。

そして、もう一つ重要なことですが、大人の矯正の場合、子どもの頃に矯正を行う場合と比較して、歯の動くスピードが圧倒的に劣ります。その分、治療に時間がかかります。

つまり、矯正には年齢制限こそないものの、前述のような制限がありますし、時間もかかりますから、開始年齢は早いに越したことはないでしょう。それでも、年齢にかかわりなく矯正を始めることで咬み合わせが改善すれば、歯みがきもしやすくなりますので、歯の寿命、ひいては全身の健康寿命を延ばすことにつながります。

もちろん外見にも自信がつき、その後の人生が笑顔に溢れたものになること間違いありません。

ポイント

**矯正に年齢制限はなし。退職後に始める人も珍しくない。**

都市伝説・勘違いを正す！Q&A

## 2 矯正では歯を抜くべき？ 抜かなくていい？

「歯を抜かずに矯正できませんか？」——矯正を希望される患者さんから多い要望です。最近では、全ての患者さんに歯を抜かずに矯正治療を行う医院も出てきていますし、歯を抜かない治療が患者さんに好まれる理由は良くわかります。歯を抜くことは怖いですし、また一度抜いた歯は二度と戻りません。抜く歯が虫歯のない健康な歯であったとすれば、なおさらです。

それでは、抜く治療と抜かない治療、どちらを選択すべきなのでしょうか。

矯正治療において抜歯の検討の必要性が考えられるのは次の2つの場合です。

一つ目は、顎の大きさと歯の大きさのバランスが悪い場合です。極端に歯が大きければ、歯の並びが窮屈になりますから、当然ガタガタが出やすくなります。これを解決するには、無理なく歯が並ぶために必要なスペースを生み出さなければならず、そのために歯の本数を減らす（＝抜く）という選択肢が取られます。

また、歯の大きさには問題がなくても、顎が小さい人ではガタガタが出やすくなります。日本人は狭い顎の骨格を持った民族ですから、乱杭歯や八重歯になりやすく、どうしても歯を抜く必要性が高くなる傾向にあります。

二つ目は、上下の顎の大きさや位置のバランスが悪い場合です。いわゆる、出っ歯や受け口がこれに当たります。例えば、出っ歯の場合では、上顎が下顎に比べて相対的に前にあります。この顎の前後的な位置関係を矯正治療で是正するには、上の前歯を後ろに下げる必要があり、その下げるスペースを得るために、上の歯を抜く必要が出てくるのです。

結局、歯を抜く抜かないを決めるのは、「この2つの問題がどの程度か」ということです。程度が軽ければ、歯を抜く必要はありません。逆に、これらの程度がひどいにもかかわらず、歯を抜かずに無理やり治療すると、思い通りの口元にならないばかりか、まるで鳥のくちばしの如く口元が突き出し見栄えが悪くなったり、口が閉じにくくなったりという状態に陥る可能性も出てきます。要は治療や健康状態に加え、外見上の問題までトータルに考慮した場合には、抜歯を避けては通れない場合がある、ということです。

## 「絶対に歯を抜かない」は貫けるのか？

ここで、歯を抜かないで治療する場合の治療についても触れておきましょう。

よく行われるのが、歯列を拡大するという方法です。歯が並ぶアーチを横方向に広げることで新たなスペースを生み出し歯を並べていきます。しかし、必要以上の拡大は、治療後に元の歯並びに戻りやすかったり、咬み合わせが悪くなったりする場合もあるため、慎重な見極めが重要となります。また、歯を抜かない代わりに歯をわずかに削るディスキングという方法がとられることもあります。明らかに歯が大きく目立つといった場合には、ディスキングを行うことで、歯並びが整うだけではなく、全体としての歯の大きさのバランスも改善されるため、より自然な美しい口元が期待できます（ただし、ディスキングは知覚過敏の方には処置できないなど、誰でも可能というわけではないので専門医と相談しながら進めるべきでしょう）。そして、第3の方法に、奥歯を後方へと動かすことで新たなスペースを作り出すという手法があります。これは、一番奥の歯の更に後ろに、歯が移動できる分のスペースがある場合に限り可能となります（ただし、親知らずがある場合には、予め親知らずを抜歯しておく必要があります）。

ここで重要なことは、これらどの方法を用いても、抜歯をした際に得られるスペースと同等ほどの量は得られにくい、ということです。ですから、歯並びの悪さが重度である場合には、歯を抜くという選択肢を選ばざるを得ない場面も当然出てくるのです。

**矯正治療で歯を抜くか、抜かないかという問題は、我々歯科医師にとっても非常に決断**

**し難いものですから、治療を受ける当の本人にとっては大変勇気のいる決断だと思います。**

しかし、そのことだけに気を取られていては、なぜ矯正治療をするのか、という当初の目的を見失うことになりかねません。

**歯を抜く、抜かないは、あくまでその患者さんにとって最適な治療はどのようなものか、という観点から導かれてくるべきもの**だからです。

ですから、抜歯する、しない両方の治療について、どちらが無理のない治療であり、どちらが自分自身の希望に合っているか、事前に十分に担当の医師と話し合ってください。

単に「歯だけ」をきれいに並べるということであれば、歯は抜かずとも矯正治療は可能です。ただし、歯を抜いた場合と抜かない場合とでは、最終的な治療のゴールが明らかに異なってくることは伝えておきたいと思います。

**ポイント**

**「抜かずに矯正」は常に選択できるが、抜いたほうが好結果を得られることもある。「矯正治療のゴール（目的）」を決めよう。**

都市伝説・勘違いを正す！ Q&A

## 3 新しい矯正方法「マウスピース矯正」どこまで万能？

近年、世界的にマウスピースを使った矯正が脚光を浴びています。〝気付かれずに、美しい歯並びを〟を売り文句にした矯正治療で、樹脂製の透明なマウスピースを歯に装着し、それを何枚も交換していくことで歯並びを治していくものです。

矯正といえば、歯の表面につくギラギラとした針金のような金属製の装置（「ワイヤー矯正」）を思い浮かべる方が多いでしょう。この従来型の矯正方法は今でも主流ですが、これには「治療中の見た目が悪い」という大きな欠点があります。

その問題を見事に解決するかの如く現れた画期的治療法が、このマウスピース矯正です。最も有名なものが、米国アライン・テクノロジー社が提供する「インビザライン・システム」です。これまでに世界各国の８００万人を超える患者さんが、このインビザラインを用いて治療を行っており、今後ますます広がっていくものと予想されています。

現状、マウスピース矯正のシェアは、アライン・テクノロジー社が群を抜いていますが、

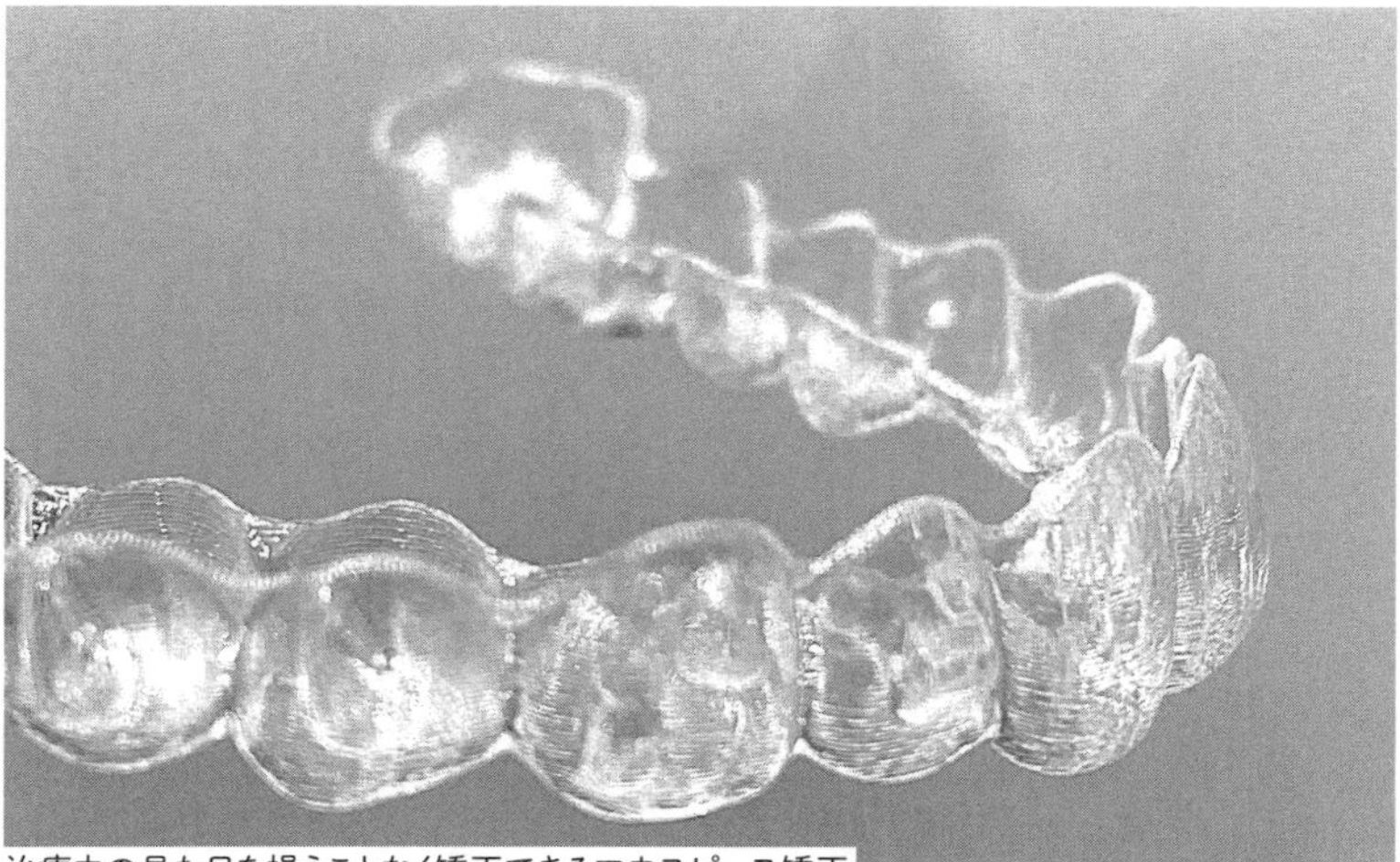
治療中の見た目を損うことなく矯正できるマウスピース矯正

米国のスマイルトゥルー、キレイライン、また２０１９年９月にナスダック市場に上場したスマイルダイレクトクラブ等、類似業者の新規参入が後を絶たず、今後の矯正治療は全てマウスピース矯正にとって代わられるのではと思われるほど急拡大しています。

こうした動きにより、治療費にも市場原理が働き、矯正の費用が下がってくる可能性も出てきました。そんないいことずくめとも受け取れるマウスピース矯正ですが、実際のところその実力のほどはいかがなものなのでしょうか。

まず、一般的なマウスピース矯正のメリットを挙げてみますと、大きく３つあります。1つ目は、見た目や気付かれにくいこと。当然これが最大のメリットでしょう。2つ目は、矯正治療を開始する前に、コンピュータ上で矯正後の歯並びをシミュレーションすることができるという点です。つまり、どのように歯が並ぶのかを事前にモニター上で確認し、それに納得した上で治療が受けられるという点です。そして3つ目は、矯正治療中でも歯みがきがしやすいこと。マウスピース矯正では、歯みがきはマウスピースを取り外して行うので、何も邪魔するものがなく、矯正治療前と同じ状態で歯みがきができます。

ただし、こうしたメリットがある一方、マウスピース矯正には弱点があります。

矯正治療では歯並びのガタガタ度合いに応じて抜歯を必要とする場合があることは既に述べた通りですが、その場合、抜いた歯のスペースを詰めるだけの大きな歯の移動が必要となります。しかし、現段階のマウスピース矯正では、そこまでダイナミックに歯を動かす治療には向いているとは言い難く、治療できる患者さんが限定されてしまうのです。

どうしてもマウスピースで治療を希望される場合には、妥協案として、歯を抜かないで可能な範囲で治療を行うか、もしくは、歯を抜いた場合には、ある段階までワイヤー矯正で歯を移動させた後にマウスピース矯正に移る等の工夫を凝らし対応していきます。

## 「どこでも均一」は嘘、技量不足の歯科医師は避けよう

誤った情報も広まっています。それは、「マウスピース矯正はコンピュータがシミュレーションするから、どこの医院でも全く均一の治療が受けられる」、という誤解です。決してそんなことはありません。そもそも、マウスピース矯正で治療ができるかという診断が第一にありますし、歯をどう移動させていくかの治療方針について、歯科医師が自身の経験則や患者さんの希望を組み込みながら、最終的に実現可能と判断できるものを作製していきます。

そういった判断は、矯正治療を何年も経験してきた歯科医師の高度な診断技能がいるのです。ところが、マウスピース矯正は歯科医師免許さえあれば誰でも治療が可能なため、「儲かりそうだ」と矯正治療の経験や技能が乏しいのに手掛ける歯科医師もいるのです。これはマウスピース治療に限った話ではありませんが、治療を行う医療機関と歯科医師を、患者さんはしっかり見極める必要があります。

以上から、マウスピース矯正は万能かと問われると、言葉を濁さざるを得ません。しかし、幼い時に矯正した後の後戻りのケースや、歯を抜く必要がない程度のガタガタのケースであれば、マウスピース矯正でも十分にきれいな歯並びに導いてくれます。

何よりも矯正治療中に見た目を損なわないのは最大の強みです。ワイヤー矯正と比べれば歴史も浅く制限もある治療法ですが、今後も急速に技術のアップデートが続くことは予想するに易く、近い未来、全ての矯正がマウスピースにとって代わられる日がくるかもしれません。

**ポイント**

**最新技術で見た目が良いなどメリットも多いが弱点もあり。技量差も大きいのでベテラン専門医に相談を。**

INTERVIEW

## 出井伸之

クオンタムリープ代表
（元ソニー会長）

### 日本の歯科は意識でもデジタル化でも欧米に遅れている

**Idei Nobuyuki**

1937年生まれ。元ソニー会長兼最高経営責任者。IT戦略会議議長、経団連副会長などを歴任。東京医科歯科大学で学長特別顧問も。

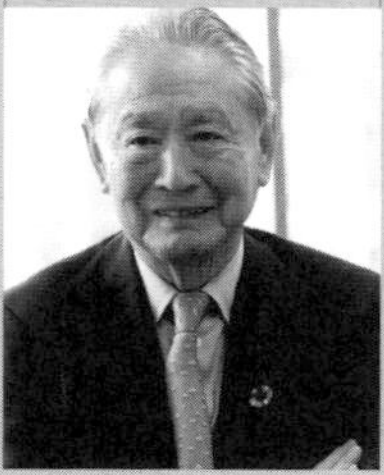

**——ソニー時代は数カ国の支社での勤務経験があり、海外生活が長かったと存じますが、「歯」についてのエピソードを教えてください。**

数十年にわたる海外経験を振り返ってみて感じるのは、「意識の差」と「日本の歯科医療のしくみの遅れ」ですね。振り返ると、何気ないことでも大きな差に感じるのは子どもの歯科での定期検診です。私の子どもはスイスで生まれ、フランスで育ちました。ヨーロッパでは幼少期から定期的に検診に行って、クリーニングする習慣が数十年前からありました。それが普通だったのです。ところが、日本では歯が痛くなってから、ようやく歯医者に嫌々行っていた。この意識の差は大きいと思います。

**——その差はなぜ生まれるのでしょうか。**

「歯の健康」と「体の健康」を分けて考えているからでしょう。ヨーロッパでは歯科は独立した存在ではなく、体の一部という扱いでした。だから関心も強くて知識も増えていく。一方で日本は歯医者だけ独立した感じがありますよね。それは歯科医師は医師とは別の存在とみなす制度に問題があると思いますよ。「他の診療科との協力」は日本の歯科医療の課題です。

**——海外では医学部と歯学部が分かれておらず、体の一部として見られています。**

歯を重要な体の一部だともっと意識することが必要でしょう。歯に異変があると、体の格好まで変わってしまうし、噛み具合によって姿勢も違ってきます。ですから、日本の歯医者にも、「歯は健康のもと」だと、もっと意識させてくれるように要望したいですね。そういう意味では、日本でも歯医者ではなく「口腔内科」に変わっていくほうがいいと思います。

**――海外だと歯科医というより「口腔医」です。**

日本では医科と歯科、医師と歯科医師との間に溝ができてしまっていますね。医科と歯科の違いなんて、全身の健康を願う患者には関係ない話です。

## 歯科医療のデジタル化の遅れに危機感

**――他にはどんな遅れがあるとお考えですか。**

「デジタル化」です。日本の歯科医療レベルは欧米より遅れていると危機感を持っています。その大きな理由がデジタル化の差です。デジタル化は他の分野でも遅れているという指摘がありますが、特に歯医者での遅れは著しいと思います。例えば欧米はインプラントなどのデザインや製作においてデジタルが当たり前になっていて、日本みたいに「匠」がやる国はほとんどない。

**――海外では矯正もデジタル加工で製造するマウスピース矯正が主流になりつつあります。**

デジタルデンティストリーによる治療技術がどんどん発達しているのに、日本はまだアナログでやっている。私としては意識の差よりも、このデジタル格差のほうが心配です。

**――日本でもレントゲン写真をデジタル化しているクリニックは増えつつあります。**

でも歯科に限りませんが、基本的にはシステムが閉ざされていて、カルテや写真がその病院でしか使えない。なんとかカルテのデジタル化に着手しましたが、海外の主要国と比べて10年くらい遅れているのではないでしょうか。このように医療機関同士がつながっていないこともあって、「人間の体がつながっている」という認識も、ものすごく低くなっているのだと思います。

**――国に医療制度への提言をするような経験もあるのでしょうか。**

経団連にいたときに提言していましたが、なかなか簡単には運びませんね。私が制度に関して問題視していることの一つは「おくすり手帳」で、こんな古いシステムに依存しているのは日本ぐらいです。台湾やオランダでは、どんな医者から、どんな薬を出されているかコンピュータ上のデータでわかるので、同じ薬を処方されることはありません。

**――他にはどんな提言をなさっていますか？**

今、東京医科歯科大学で学長特別顧問に就いているので、自分の立場でできる限りの提言はしているつもりです。そこでは「病院」という名称をやめるべきだと言っています。

**――どういうことですか。**

「病」になってから病院に行くイメージを一新させるべきだと思うからです。「病気になってから治療に行こう」といった意識では自分を守れません。歯についても同様で、体の大事な一部として「病」になる前に守ることが大切だと思います。

INTERVIEW

# 小布施森一

ブルックスブラザーズ
ジャパン社長

## 70年代のアメリカで経験した歯のカルチャーショック

**Obuse Shinichi**

1955年生まれ。アメリカ留学、ファッションやラグジュアリーブランドにて海外業務、アメリカ駐在等を経験。

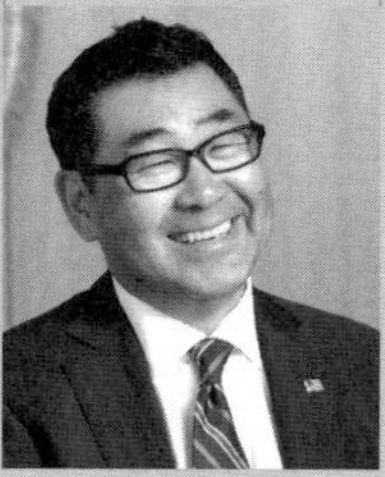

**――歯がとてもきれいですね。歯列矯正のご経験などがありますか。**

幸い、生まれつき歯並びはよく、小さい時から褒められてきました。両親に感謝しております。矯正といえば、大学生の時にアメリカで見た光景が忘れられません。私はアメリカの大学に進んだのですが、見かける子どもたちの大半が矯正していました。当時は今ほど歯についての知識がなかったので、最初に見た時は「一体何を付けているのだろうか？」と戸惑ったものです。

もうひとつアメリカ留学時代で印象に残っているのが、お世話になっていたホストファミリーが、半年に一度は歯の定期検診を受けていたこと。なんと、私も連れて行ってくれたんですよ。どこも痛くないし、どこも悪くないのに歯医者に行くということが、当時はまだ歯に無頓着だった私にとっては未知の世界でした。中流階級の家庭が多い地域での話で、特別裕福なわけでもありません。一般的な家庭でのことです。いかにアメリカ人が歯に気を使っているのかを感じました。

**——その後ファッションの世界に入り、世界の名だたるブランドで要職を歴任されてきました。身だしなみに気を配る方と会う機会も多いと思いますが、歯に関して何か感じたことはありますか。**

ブルックス ブラザーズはアメリカの会社ですから、特にアメリカ人と会う機会が多いのですが、共通しているのは、まずスマイルから始まること。そのときに歯が気になった方は、これまで一人もいません。歯並びはみなさんきれいで、よくケアされていますね。私たちはファッション業界なので、どうしても相手のファッションに注目してしまいます。でも、みなさん歯がきれいでスマイルがすてきなことがとても印象に残ります。当然のように歯並びが悪い人もいません。

**――今は社長として指導する立場です。口腔ケアについて触れることもありますか。**

ありますよ。特に店頭でお客さまに接する者は、頻繁にケアをして不快感を与えないようにしています。特にランチ後の歯みがきは、徹底していますね。改めて歯に気を配っている人たちの顔を思い浮かべると、歯がきれいな人はいい仕事をしている人に多いですね。

ですから、ファッション業界に身を置く者として、社員には「自意識過剰なぐらいの美意識を持ったほうがいい」と話しています。見られているという意識であれば、おのずと歯もケアします。

**――美意識が大事だと。**

私も含めて、日本人はもっともっと歯に対する美意識と自信を持てたらいいですね。アメリカの人たちは、面白いときには素直に笑います。楽しさが伝わってきて場の空気もよくなります。でも多くの日本人は、口元を隠すでしょう。もっと堂々と笑えばいいのに、と思いますね。そのほうがすてきですよ（笑）。そのためにも堂々と人に見せられるきれいな歯は大事ですよね。

第 2 章

# 歯があなたの寿命を左右する！

# 最新科学で続々判明、歯が全身の健康を大きく左右していた

## 健康な歯は全身の健康への第一歩

第1章では、欧米人と日本人における「歯」に対する意識の違いについて書いてきました。欧米エリートが歯を大切にしている理由は、以下の3点に集約できます。

- **美しい歯は、富、育ちの良さ、ステータスの象徴である**
- **美しい歯は、自己管理能力を反映する**
- **美しい歯は、自信溢れる笑顔の発信源である**

多くのことに当てはまりますが、国による考え方の違いには、それぞれの文化が大きく影響しています。ですから当然、欧米諸国と日本の歯に対する意識の違いにも、歴史的、文化的差異が影響しています。

欧米人にとっての美しい歯は、歯並びが良く、艶のあるきれいな歯。

つまり、見た目が重視されています。美しい歯＝その人のステータス、を伝えるツールだからです。しかし、彼らは見た目だけのために、歯に貴重なお金と時間を投資しているわけではありません。

欧米では歯科治療に保険がきかず、治療となった場合には膨大な費用が発生することは、これまで書いてきた通りです。こうした医療制度の元で暮らしているがために、彼らは幼い頃から予防のために定期的に歯科医院に通って、歯の健康について正しい教育を受ける機会に恵まれます。

そこで歯医者は彼らに徹底的に刷り込みます。「歯が不健康であれば、全身もまた不健康になる」と。言い換えれば、**歯が健康であれば、全身の健康につながる**ということです。

つまり、

**健康な歯は、全身の健康の基盤である**

これこそが、欧米の、中でも将来を見越した判断のできるエリート層が、こぞって歯を大切にする第4の理由なのです。

一方、日本人の多くは、全身の健康には気を使いますが、歯の健康には無関心な人が多いように感じられます。

これではまるで「医者と歯医者」「医科と歯科」の間に、何かしら太い境界線があって、口の中だけが、全身から放り出されたよう。みなさん、変だと思いませんか？

よく考えてみてください。本来、歯学は医学の一分野であり、口は身体を構成する重要な一器官で、生きるためには欠かせない、食物が身体の中に入る入り口です。

そこが不健康であれば、当然身体にも支障が出てくるでしょう。

健康で長生きしたい、いつまでも美味しく物を食べていたい、この欲求は全ての人が持っているものです。

私は歯の健康が全身の健康につながることをみなさんに広めることを目標としています。

「全身を健康にするにはまず歯の健康から」――健康であるためにも「歯」がいかに重要なのか、日本人の歯に対する意識改革へとつなげていければ嬉しく思います。

## 定年前に歯のメンテをやっておけばよかった……

２０１２年、プレジデント社が行った、定年退職した55〜74歳の男女１０６０人を対象とした「『リタイア前にやるべきだった…』後悔トップ20」というアンケート調査において大変興味深い結果が出ていましたのでご紹介します。

　このアンケート調査は、各部門に分かれており、その中の健康部門における順位結果を挙げると、第2位は「スポーツなどで体を鍛えればよかった」、第3位が「日頃からよく歩けばよかった」、そして第4位は「暴飲暴食をしなければよかった」という結果でした。「健康」面で、運動や食事に関わるものが上位に来るのは、想像に難くないと思います。そんな中、これら「あるある」を抑えて第1位に躍り出たのが、「歯の定期検診を受ければよかった」でした。リタイアした多くの方々が、**歯のメンテナンスをしておけば良かったと、後悔している姿が浮かび上がってきたのです。**

　人間若くて元気なうちは、歯に対して意識を向けることはほとんどないでしょう。しかし、年齢を重ね、次第に歯がゆれ始め、ついに抜け落ち、食べることに不自由さを感じるようになって初めて、歯の大切さに気付きます。しかし、残念なことに、気づいたときにはもう手遅れなのが「歯」なのです。

　こうした先輩たちのメッセージを、あなたは真摯に受け止めますか、それとも笑い飛ばしますか？

　今や超高齢化社会に突入している日本。医療先進国として名高いものの、積もり積もった国民医療費が国家予算を圧迫し、医療は「予防」へとシフトし始めています。

そんな中、近年言われているのが、歯と全身健康との関連です。

歯周病が、糖尿病や循環器疾患などの全身疾患に関与していることが次々と明らかになってきたのです。つまり、**歯を健康に保つことができれば、そうした全身疾患のリスクを下げることに貢献します。さらには、歯を健康に保つことが各家庭の医療費支出を抑えることにもつながります。**

２０１２年、デンソー健康保険組合が組合員を対象に行った分析によると、定期的な歯科検診を実施している事業所では、医療費（医科と歯科の医療費を含む）が15年間で最大23％減少したと報告しています。一方で、歯科検診を実施しなかった事業所では医療費が24％も増加していたのです。

つまり、**定期的な歯科検診を受けることで、全身の健康維持や向上に寄与し、結果として総医療費が削減できる**というわけです。

超高齢化社会を目前にしている日本ですが、老後の医療費支出をいかに抑えていくか、これは早急に対応すべき深刻な課題であり、その課題解決の鍵を握っているのが、国民一人ひとりの歯の健康増進であると言えるのです。

# 口の中は肛門よりも汚い！

ところで「我々の体の中に住んでいる細菌は？」と聞かれて思い浮かぶのは何ですか？
「腸内細菌」が思い浮かびませんでしたか？

実際、腸の中には多くの細菌が生息しています。でも、私たちの身体の中には腸管に引けを取らないほど大量の細菌が生息している場所が他にもあります。それが、口の中です。

口の中からは、約５００〜７００種類の細菌が検出されていて、口腔管理が十分できている健康な人でも約２０００億もの細菌が生息していると言われています。この数字がどれほどのものかというと、肛門周囲の細菌数が約30億個と言われていますから、細菌の数を基準に考えれば、口の中は肛門よりもはるかに汚いということになります。

ただし、**口の中が健康な状態にあれば、細菌が悪さを働くことはありません。**

こうした体の決まった場所に生息する細菌のことを「常在菌」と言い、基本的には人の健康に影響を与えることはなく、共生関係にあります。

安定した数で存在することで、病原性の微生物が侵入した際に、その繁殖を抑制し、発病を防ぐ効果があると言われています。

では、口腔管理が十分でない人の細菌の状態はどうなっているか見てみましょう。

なんと、細菌が健康な人の２〜３倍、すなわち約４０００億〜６０００億もの数へと膨れ上がります。ひどい場合には１兆にも及ぶと言われていますから、恐ろしいものです。いくら常在菌といえども、増えすぎると状況は変わります。虫歯や歯周病の原因となるのはもちろんのこと、それだけでは収まらず、最終的に全身の健康被害へと波及していきます。その中には、命に関わる疾患も含まれます。

口は肛門よりもはるかに汚いです。そのため、日々きちんと清掃管理をしなければ、大きな問題へと発展しかねません。それでは、そうした口の中の管理不足が招く、数々の健康被害についてお話ししていきましょう。

## 主要死因の一つ「肺炎」は歯みがきで予防できる

長年日本は、「悪性新生物」「心疾患」「脳血管疾患」が三大死亡原因とされてきましたが、近年、「肺炎」による死亡数が増加の一途をたどり、一時は脳血管疾患を上回り、現在も主要な死亡原因の一つ（第5位）とされています。

その背景には、高齢化率の上昇が深く関与しています。事実、肺炎によって亡くなった人の約97%が65歳以上の高齢者によって占められています（２０１６年度統計）。

そうした高齢者肺炎の多くが、食べ物や飲み物、だ液などを、誤って気管から肺に吸い込んでしまう「誤嚥《ごえん》」が原因で生じる「誤嚥性肺炎」です。

本来、飲食物やだ液は、飲み込むと食道に運ばれます。しかし、飲食物やだ液が食道ではなく誤って気道に流れてしまうと、だ液とともに口の中の細菌が肺へと流れ込みます。そして、肺の中で細菌が繁殖して炎症を起こしてしまうのですが、特に抵抗力が弱っている高齢者は、重症化しやすいのです。

「誤嚥」という言葉から、食事中に飲食物を誤って気管へ飲み込んでしまうことが原因で、誤嚥性肺炎は起こると考えられがちです。しかし実際は、夜間の睡眠中にだ液が気管に垂れ込んでしまうことが原因で発症することが多いのです。

つまり、**だ液中に混在する口腔内の細菌が肺に入り、炎症を起こす**というわけです。

口は肛門よりも汚く、尋常ではない数の細菌が存在しているとお話ししましたが、通常はだ液が持っている抗菌作用や自浄作用によって、口の中の細菌数は一定数に抑えられています。

しかし、加齢とともにだ液の分泌量は減少していきます。すると、細菌が増殖しやすい状況となります。加えて、高齢者は歯みがきが疎かであったり、口内の清掃が行き届かなかったりと、口の中の衛生管理が不十分になりがちです。

すると、口の中の細菌数は膨大な数へと膨れ上がります。その結果、誤嚥性肺炎のリスクが増大するのです。この事実は、臨床研究からも明らかになっています。

口腔ケアが不規則なグループは、毎食後きちんと口腔ケアを行っていたグループと比較して、肺炎の発症率が高いことが明らかとなっています。(＊6)

これを裏返せば、**管理された良好な口内環境は、高齢者肺炎の予防に効果的である**ということを意味しています。口の中の細菌が減少すれば、肺の中に垂れ込んでしまう細菌も減少するため、誤嚥性肺炎の発症リスクが軽減されるのです。

## 災害時の生死を分けた口腔ケア

このように、高齢者の肺炎予防には、口腔内の衛生管理が極めて重要です。実はこのことが社会的に意識されたのは、１９９５年に起きた阪神・淡路大震災がきっかけでした。

あまり知られていないかもしれませんが、震災後に高齢者を中心として口内の衛生状態が悪化したことで誤嚥性肺炎による死者が急増し、社会的な問題となりました。

阪神・淡路大震災による総死亡者は６４３４人にのぼりました。そのうち、圧死などによる直接死は５５１２人、また、それ以外の原因で震災後２カ月以内に亡くなられた方々は「震災関連死」といわれ、その数はなんと９９２人と、総死亡者の14・３％にものぼりました。**その震災関連死の中でも最多数を占めたのが「肺炎」でした。さらに、そのほとんどが「誤嚥性肺炎」だったのです。**

残念ながら、当時、非常時においては口の衛生管理の優先順位は高くありませんでした。断水や水不足という状況の中で、歯みがきはもちろんのこと、うがいすら十分にできず、口の中の衛生状態は日を追うごとに悪化していきました。当然、入れ歯を洗うこともできません。口の中が不衛生な状態は何日も続きました。

その先は言うまでもないでしょう……口の中の細菌が急激に増殖し、細菌を多く含んだだ液を誤嚥してしまったことで、肺炎を発症する人が急増したのです。さらには、震災で入れ歯を失くしてしまった人もいて、食事がうまくできないために栄養障害が起こり、免疫力が低下する――こうした要因が重なり、誤嚥性肺炎が生じやすい状況に見舞われた方は少なくありませんでした。

こうした被災時の経験から、東日本大震災や熊本地震では、いち早く歯科医師・歯科衛生士を主導とした、うがいや歯みがき、入れ歯の洗浄などの口腔清掃が徹底され、誤嚥性肺炎防止に取り組みました。それでも、東日本大震災における発生から約2週間以内の震災関連死の内訳では、肺炎による死亡者数が最も多かったと報告されています。

## 口腔ケアをしただけで、がん手術後の死亡率が低下！

口内の清潔が命に直結していることを示す事例は他にもあります。

例えば、がんの手術直後の患者さんです。手術後は体力が低下することもあり、手術後に肺炎を発症する方は少なくありません。

そこで２０１８年に東京大学が、がん出術を受けた患者さんに対して、歯科医師による術前の口腔ケアを受けた患者群と、口腔ケアを受けなかった患者群の術後肺炎の発症率についての検証を行いました。（＊7）

その結果、術前に口腔ケアを受けなかったグループでは、術後肺炎の発症率が３・８％だったのに対し、受けたグループは３・３％に低下、また手術後30日以内の死亡率は同０・42％に対して０・30％にまで低下していました。

つまり、**手術前に口腔ケアをすることによって、術後肺炎の発症率と死亡率を減少させられる可能性が見えてきた**のです。これは、口内環境を健康に保つことが、生命の危険リスクを下げる上でいかに効果的かを示した良い例です。

**大きな手術前にこそ口の中を健康にしておく**——そう頭の中に刻み込んでください。

## インフルエンザ予防にも歯みがきが有効な理由

もっと身近な例を見てみましょう。風邪、なかでも冬場に猛威を振るうインフルエンザにも、口腔ケアによる予防が有効であると言われています。

奈良県歯科医師会が実施した調査で、高齢者に対し、週に1回歯科衛生士によるブラッシングや舌みがきの指導を実施した介護施設と、通常通りの歯みがきをしていた介護施設とで、インフルエンザの発症率の比較を行ったものがあります。

歯科衛生士による指導を受けた施設では、通常の歯みがきをしていた施設と比べ、なんとインフルエンザ発症率が10分の1まで激減することが示されたのです。

また２００９年には、東京都杉並区の2つの小学校において、生徒に昼食後の歯みがきを徹底させたところ、同じ区内のその他の小学校と比較して、インフルエンザの発症率が激減したと報告されています。

**なぜ口腔ケアを行うことで、インフルエンザの発症率を抑えることができるのでしょうか。**

インフルエンザウイルスは、口の中に侵入すると、まず喉の奥にとりついて粘膜上で増殖し、その後、悪さを始めます。

このウイルスの増殖の手助けを行うのが口の中の細菌（口内細菌）なのです。**口内細菌は、ウイルスが粘膜に吸着し増殖するのを助けるプロテアーゼやノイラミニダーゼといった酵素を生み出し、ウイルスが感染しやすいよう働きかける**のです。

当然、口内細菌が多ければ多いほど、そうした酵素の働きが強力になりますから、ウイルスに感染しやすくなります。

逆に、**口腔ケアが行き届いていて、口内細菌が少なければ、酵素の働きが弱くなるため、ウイルスの感染リスクが小さくなります**。実は、インフルエンザの特効薬として有名なタミフルは、インフルエンザウイルスに直接的に作用するのではなく、このノイラミニダーゼの働きを妨げることで、ウイルスの感染拡大を防いでいるのです。

インフルエンザ予防といえば「マスク、うがい、手洗い」がまず挙がります。もちろんそれらは有効です。しかし、**口腔ケアもまたインフルエンザ感染の予防に大きくつながる**ことについては、いまだ十分に周知されていません。本書をお読みのみなさんは、口腔内を健康に保つことがインフルエンザ予防に非常に効果的であることを、周りの方にもぜひお伝えください。

一流の人は風邪もなかなかひかないものです。それは自己管理能力の高さの証拠で、運や遺伝的な身体の強さとかではなく、規則正しい生活や清潔、衛生習慣を身に着けていることからくるものなのです。

## 最新研究で続々判明！歯周病が全身の病気の原因に

ここからもう少し踏み込んで、口とは一見すると縁のないような疾患にまで話を広げていきます。

健康情報に敏感な方なら、すでに知識として備えていると思われますが、近年の研究で、「歯周病が全身病と関連する」という見解が確かな情報として、世界的に広まっています。

糖尿病、心疾患、脳血管疾患、がん、関節リウマチ、腎臓病、早産など、歯周病が影響を与える疾患は幅広く、最近のトピックとして医科からも注目されています。

一般的に、歯周病というと「口の中」に限定した病気として捉えられがちです。しかし今やこの考えを改める必要が出てきました。

実は、**歯周病は「全身に炎症が継続している病態」として捉えるべき疾患**なのです。

## 歯周病は「万病の元」だった！
——歯周病が関連する怖い病気の例

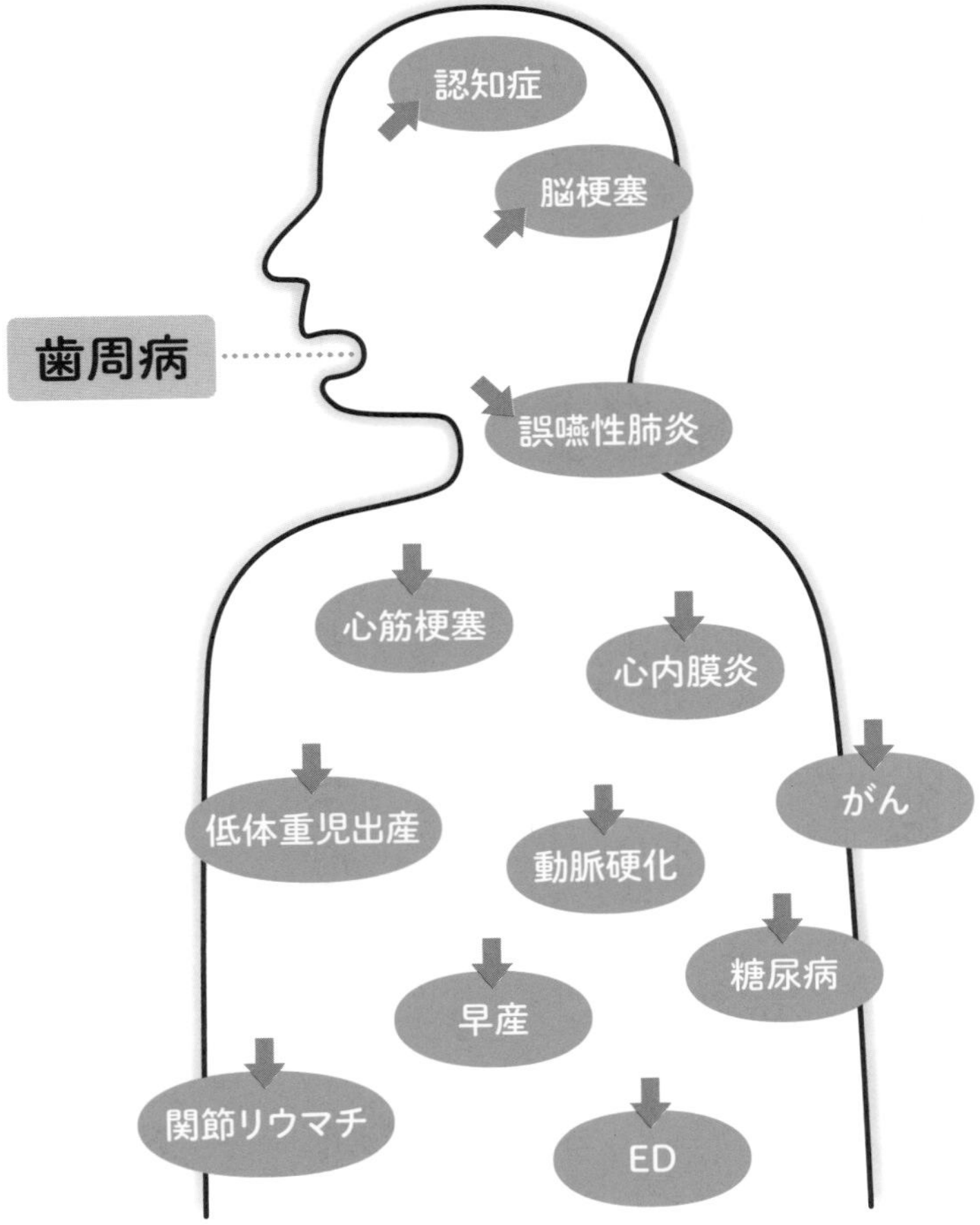

どういうことか具体的に説明しましょう。

歯周病は、歯肉や歯肉溝（歯と歯肉との溝）といった口内の組織に、歯周病の原因菌が感染することを発端としています。

こうした細菌感染が生じた場合、人体は自己防衛として炎症反応を起こします。歯ぐきが腫れて出血するといった歯周病の症状は、簡単にいえば、**外から入ってきた細菌に対する自己防御としての「炎症反応」の結果なのです。**

厄介なのはこの「炎症反応」です。病変部で様々な「炎症性物質」が作られて、血流にのって全身に波及していくのです。実際に、重度の歯周病患者は、健常者と比較して、全身の血中の炎症性物質の濃度が高い数値を示すことが報告されています。[＊8][＊9]

## 内臓で起きたら命取りの炎症が歯ぐきで起きている

要は、歯周病は口の中に限定された病気と見せかけておきながら、炎症反応を発端として免疫に関わる様々な物質を活性化し、それらが血流を介して全身へと運ばれ、あちこちで悪さを働くのです。

「歯ぐきのちょっとした炎症が？　大げさだろう」と思うかもしれませんね。しかし、5

㎜程度の深さ（ポケット）の炎症が、仮に上下の歯28本にあるとすると、なんと手のひらサイズの炎症に相当します。これと同じ面積の炎症が胃や肝臓にあったら、命取りになるサイズです。

そして、**歯周病は進行していてもなかなか気が付きにくい病気である**というのも重要なポイントです。歯周病は、気付いたときにはすでに長期的に続いていたということがほとんどでしょう。

一見、口の中にしか問題がないように見える歯周病ですが、実際は「慢性的」かつ「全身性」に炎症が引き起こされている、きわめて異常な状態と言えます。[＊10]

さらに恐ろしいことには、歯周病の原因菌そのものが、毛細血管から血管へと侵入して全身を駆け巡り悪さをすることも指摘されています。血管内へ侵入した細菌は、血流にのって各臓器へと運ばれ、その臓器で炎症反応を引き起こし傷つける、というわけです。[＊11][＊12]

## 糖尿病は歯周病治療で好転する可能性

では、こうした異常事態である歯周病を放置しておくと、我々の身体にはどのような症状が出てくるのでしょうか。

歯周病と全身疾患との関係において、最も注目を浴び、またエビデンスの高さからも重要視されているのが、**歯周病と糖尿病との関係**です。

糖尿病は周知のとおり血糖値の高い状態が続き、それが原因となって、全身の様々な器官に異常が現れる怖い病気です。糖尿病は大まかに説明すると、長年の不健康な生活習慣に起因する２型糖尿病、それ以外の先天的や若い時にかかる１型糖尿病に分けられます。**日本人の成人の糖尿病の90%以上は2型糖尿病**で、主に中高年以降に見られます。国内には糖尿病を治療中の患者だけで３２８万９０００人、予備軍を含めると約２０００万人にものぼると発表されている国民病です。[*13][*14]

糖尿病で怖いのは合併症です。糖尿病の期間が長くなれば長くなるほど様々な合併症が起きやすくなり、失明や人工透析、足の切断などに至る患者さんが発生します。

そんな怖い糖尿病のリスクファクターに、歯周病が挙げられているのです。

では**なぜ、歯周病が糖尿病の原因となるのでしょうか**。

歯周病は「炎症性物質」を作って全身に悪影響を及ぼすとお伝えしました。実は、その炎症性物質が、血糖値を下げるホルモンであるインスリンの働きを邪魔して、細胞へのブドウ糖の取り込みを阻害するのです。[*15]その結果、血糖値が上昇して糖尿病が悪化してしまいます。

**歯周病の治療で糖尿病が改善！**
**——血糖値（HbA1c）の変化**

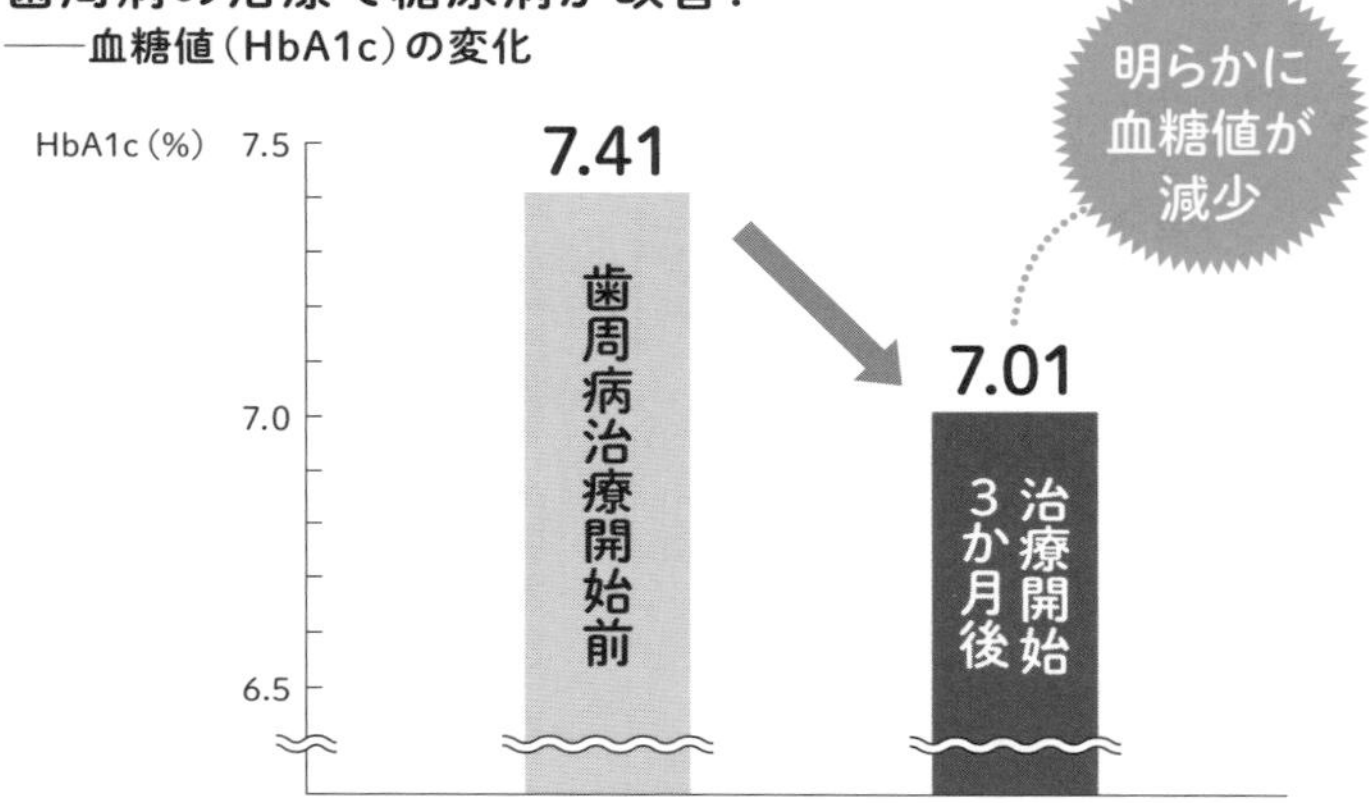


歯周病を合併した糖尿病患者に、抗菌薬を用いた歯周病治療を行ったところ、血糖値のコントロール状態を示すHbA1c値が有意に減少（改善）　出所：Munenaga Y, et al：Diab Res Clin Pract,. 2013

つまり、**歯周病を治療することで、糖尿病が好転する可能性がある**のです。

このことは、日本糖尿病学会の科学的根拠に基づく糖尿病治療ガイドラインにも明記されています。実際に、2型糖尿病を患っている患者さんが歯周病治療を行うと、血糖値が改善して、糖尿病が快方に向かうという研究結果が報告がされています。（＊16）

ですから、なかなか血糖値が下がらない場合には、歯周病を疑ってみると良いかもしれません。

そしてまた厄介なのが、歯周病が糖尿病のリスクファクターである一方で、**糖尿病もまた歯周病のリスクファクター**となっていることです。

糖尿病の合併症といえば、神経障害、網膜症、腎症が有名でしょう。それらに続くのが、動脈硬化、足病変（壊疽）。そして第6の合併症として挙げられているのが、歯周病なのです。

糖尿病が歯周病のリスクファクターとなる理由は、糖尿病の人は、細菌などの攻撃から自身を守る免疫機能の働きが低下しています。このため、感染症である歯周病にかかりやすくなるのです。

また糖尿病を患っていると、血糖値の上昇に伴い糖化タンパクが増加して、歯周組織のマクロファージ（体内に侵入した細菌やウイルスを捕らえて消化し、その情報をリンパ球に伝える役割をする）を刺激すると言われています。そのマクロファージが刺激されると、炎症性物質の分泌量が増加し、歯周組織の代謝バランスが崩れます。その結果として、歯周組織が破壊されていき、歯周病が悪化するのではないかと考えられています。

実際、糖尿病の人はそうでない人に比べて、重度の歯周病になる頻度が2～3倍と高く、歯周病の進行も早く、また治りにくいと報告されています。

このように、**歯周病と糖尿病はお互い手をつなぎ、双方の病態を助長し合っている**のです[＊17]。

少々専門的な話を交え糖尿病と歯周病の関連について話をしました。それは糖尿病が怖い病気であるにもかかわらず、放置したままの患者および予備軍が多いからです。

前述のとおり糖尿病は予備軍を含めると２０００万人以上といわれ、国民の５人に１人が糖尿病の可能性があるほどの国民病です。ところが初期の段階では自覚症状がないために、気が付かずに放置され、気が付いたときには重症化して失明や人工透析へ——といったような悲惨なケースが少なくありません。

糖尿病と歯周病は密接に関与しあっています。日々の口腔ケアでこんなに怖い糖尿病のリスクを減らすことができるのですから、「やらない」という選択肢はないのではないでしょうか。

## メタボ解消のダイエット前に、まず歯周病治療

２型糖尿病をはじめ「万病の元」といわれる**「肥満」にも、歯周病が関与していることがわかってきています**。肥満と判定された人は、歯周病にかかっている割合が高いこと、すなわち歯周病が肥満の原因の一つとなっている可能性が、指摘されているのです。

肥満、中でも「メタボ」という通称でお馴染みのメタボリックシンドローム（以下メタボ）は、「内臓脂肪症候群」と呼ばれ、その予備軍、もしくは可能性が疑われる数を含めると、40歳以上の成人男性のなんと2人に1人にのぼると言われています。

メタボは、心筋梗塞や脳卒中といった重大な病気につながる動脈硬化の主要因として挙げられていて、この予防の必要性が叫ばれています。

こうした**メタボへのリスクに、歯周病が挙げられています。**

ある疫学研究によると「歯周病にかかっている人は、4年後にメタボにかかっている可能性が高い」とのこと。[＊18] このメカニズムについては、まだ明確にはされていないものの、**肥満予防に、歯周病のない健康な口腔内環境が大事である**ことは疑いないでしょう。

こうしたことから、**肥満予防には正しい食生活がもちろん重要ですが、それに加えて、口腔ケアもまた重要である**ということが言えます。

そしてもうひとつ忘れてはいけないのが、「よく噛んで食べる」ということです。２００９年の国民健康・栄養調査において、食べる速さと肥満度（ＢＭＩ）との関連が報告されています。男女ともに肥満者（肥満度の目安であるＢＭＩが25以上の人）では、食べる速さに関する質問に対して、「速い」と回答した割合が高いという結果となりました。

また、若年者や中年期の成人を対象とした研究で、早食いの傾向のある人は、よく噛む

人（ゆっくり食べる人）に比べてＢＭＩが有意に高いことが報告されています。[＊19][＊20]

その因果関係についてはさておき、**早食いの人は、肥満傾向が強い**というわけです。これは、「噛む」という行為が、脳の満腹中枢に関与しているからです。

よく噛むと、その「噛む」刺激が脳に伝わり、ヒスタミンという物質が放出され、満腹感をもたらし食欲の抑制につながります。また、よく噛むと交感神経が刺激され、代謝が活発化し、消費カロリーが増加するともいわれています。

ダイエット、肥満予防、そのために食事制限や運動がきちんとできるならいいですが、日々忙しい中で取り組むのはなかなか難しいのが実情です。

それらに対して、「口腔ケア」や「ゆっくりよく噛んで食べる」ことは、簡単に取り組むことができて、また大したストレスにもなりません。むしろ、食事がより美味しく感じられるようになるのではないでしょうか。

ダイエットの手始めに、まずは「口腔ケア」と「よく噛んで食べる」から実践してみませんか。

## 認知症になりたくなければ今すぐ口腔ケア

もう一つ、歯周病と関連性があることで注目されているのが、「認知症」です（＊21）。内閣府によると、認知症の高齢者数は２０１２年の時点で全国に約４６２万人。そして２０２５年には認知症患者が７００万人を超えると推計しています。これは、65歳以上の高齢者のうち、５人に１人が認知症に罹患するという計算になります。

認知症には様々な種類があり、それぞれ原因や症状が異なりますが、その中でも認知症の大部分を占めるのがアルツハイマー型認知症です。

アルツハイマー型認知症は、物忘れをはじめとしたさまざまな障害が生じ、日常生活に支障をきたします。周知のとおり、発症すると自分はもちろん、家族など周囲の人々も苦労と困難をともなう厄介な病気です。そんな厄介な上に年をとれば誰にでも起こりうる身近な病気なのに、その予防、診断、治療法はまだ研究途上で確立されていません。

ところが歯周病ケアが認知症予防にもつながる可能性が出てきました。

「歯と脳に何の関係が？」と思われたかもしれません。

では、アルツハイマー型認知症は、脳に「アミロイドβ」というタンパク質の蓄積が原因となることが知られています。アミロイドβが脳内に蓄積すると、脳の炎症に関わる細胞が活性化されて脳内に炎症反応が生じ、結果として正常な神経細胞が破壊されて脳の萎縮が起こるとされています。すなわち、**アルツハイマー型認知症は「脳の炎症」が原因で起こる病気**なのです。

ここで出てきたキーワードの「炎症」——どこかで聞いた覚えがありませんか？

そうです、歯周病も炎症性疾患でしたね。つまり、この2つの疾患は「炎症性」疾患という点で共通しているのです。**歯周病に由来する慢性的な炎症反応が、アルツハイマー型認知症の原因である脳の炎症を増強する可能性がある**のです。

## アルツハイマー患者の脳から歯周病菌が

もう少し詳しく見ていきましょう。全ての物質は脳内に入る際に、血液脳関門と呼ばれる〝関所〟を通過しなくてはなりません。これは、大事な神経細胞を防御するために、脳に血液中の有害な物質が入らないようにする仕組みです。当然、人体に細菌感染が生じた際に作られた炎症性物質も、簡単に脳内に侵入することはできません。

しかし、歯周病であると、慢性的に炎症性物質が放出され、その炎症性物質により血液脳関門が長期にわたりダメージを受けます。結果として、血液脳関門が正常に機能できなくなり、正常では通過できない炎症性物質が脳内に侵入できるようになってしまうのです。さらに、口腔内に潜んでいたはずの歯周病の原因菌そのものまでもが、脳内へ侵入することが可能となってしまいます。実際に、アルツハイマー病患者の脳からは、歯周病の原因菌が見つかっています[＊22]。

以上のようにして、歯周病の炎症反応が脳内へ波及していきます。ただし、歯周病に関わる炎症反応だけで、アルツハイマー型認知症が発症するとは考えにくく、現状では、歯周病が認知症の発症時期を早めたり、認知障害の程度を強めたり、進行を早めたりするなどの作用があるのではないか、と考えられています。

このように、アルツハイマー型認知症と歯周病が関係していることからも、歯周病治療や口腔ケアをすることで、アルツハイマー型認知症の発症予防や、症状の軽減、進行を抑制できる可能性があることをご理解いただけたと思います。

アルツハイマー型認知症の発症率が高い年齢層は、70歳代です。ただし、アルツハイマー型認知症の原因物質であるアミロイドβの脳への蓄積は、発症する10～15年以上前から始まっています。このため、**認知症の発症を予防するには、遅くとも50歳代から歯周病をコントロールしていなくてはなりません**。もちろん、それよりも先んじて行うほうがより望ましいということは、言うまでもありません。

また、認知症の原因として歯周病が挙げられている理由が、実はもう一つあります。それは、虫歯もそうですが、**歯周病により、「歯を失い噛めなくなる」という状況が生じる**ことです。

「物を噛む」という行為から伝達される脳への刺激は、脳の活動に極めて重要な影響を与えているのです。

例えば、残っている歯が多いと認知症になりにくく、一方で歯がほとんど残っておらず、入れ歯も使用していない人は、認知症の発症リスクが高いことがわかっています[*23]。

つまり、歯を失い物が噛めなくなると、脳への刺激が減少して、脳の働きに影響が生じ、その結果として、認知症のリスクが増加するのです。

医療の発展で日本人の平均寿命はどんどん上がっていますが、身体的、精神的に健康な状態で長生きできるかどうかは、また別の問題です。もし認知症を患ったら、満足のいく生活を営めるのかどうかを考えると、難しいものがあります。口腔ケアで認知症にかかるリスクを下げられるなら、口腔ケアをしないという選択肢はないと思いませんか。

## ＥＤ（勃起不全）の原因は口の中にある可能性も

２０１２年、米国泌尿器学会にて衝撃的な発表がありました。

台北医学大学の研究チームが、ＥＤ（勃起不全）の男性とＥＤではない男性を対象に５年に及ぶ追跡研究を行ったところ、ＥＤではない群に占める歯周病の割合が９％であったのに対して、ＥＤ群では27％と高い数値を示したと発表しました。(＊24)

「思わぬところに原因が隠れていたのか！」と驚かれる方もいるかもしれませんね。

何らかの原因により、陰茎の内部への血液の流れがスムーズにいかなくなると、勃起できなくなります。その血行障害を起こす原因は様々ありますが、血管内皮細胞の機能が低下するとＥＤになりやすいことが原因の一つとしてわかっています。

そして、その血管内皮細胞の機能低下に、歯周病の炎症が関わっていること、また、直接歯周病原菌が血管内皮細胞を傷つけると考えられているのです。

歯周病が発端となり、陰茎内を通る血管内皮細胞が傷つき、血行障害が生じてＥＤを発症しやすくなる、何とも驚くべき話です。

## 妊娠時の口腔ケアで元気な子を産む

さて、男性ばかり脅かしていてはいけませんので、次は女性に関わる話をしましょう。歯周病の脅威は、早産や低体重児出産にも影響を及ぼしていると言われています。妊娠37週未満での出産を「早産」、新生児の体重が２５００g未満での出産は「低体重児出産」と定義されています。

近年の流れとして、全出生数のうち、低出生体重児の割合が増加しています。その理由は、不妊治療の影響で双子や三つ子の赤ちゃんが増えたことや、「超低出生体重児」といわれる、１０００g未満で生まれてきた赤ちゃんの命も救えるような、新生児医療の進歩に依るところが大きいと考えられます。

一方で、早産や低体重児出産で生まれた新生児は、身体的および知能的な障害を併発するリスクが高いことが問題視されています。

例えば、正期産児と比べて、注意欠如多動性障害、学習障害、聴力障害などが生じやすい傾向にあると言われています。特に超低出生体重児は、脳性麻痺や精神発達遅滞、視力障害などのリスクが高く、３年以上の長期のフォローアップが必要となります。

こうした**早産や低体重児出産の高リスク要因に、妊娠中の歯周病が挙げられているので**

す。[*25] こちらも、歯周病による慢性の炎症反応に依存した高濃度の炎症性物質が、血流を介して子宮、胎盤などの器官に運ばれ、悪影響を及ぼしている可能性があるといわれています。[*26]

大事なことなので、どのように関係しているのかを見ていきましょう。

陣痛はプロスタグランジンという物質の分泌が高まることで起きるのですが、この分泌を促進するのが、歯周病の慢性的な炎症により誘発される炎症性物質です。

こうした歯周病由来の炎症性物質が増加することで、プロスタグランジンの分泌が促進され、結果として早産を誘発する頸管熟化や子宮収縮などが引き起こされると考えられています。

また、妊婦の胎盤や羊水、[*27] 臍帯[*28]からも歯周病原菌が検出されたとも報告されていることから、歯周病原菌が、歯周ポケット内壁の微小潰瘍から血流にのって、子宮へ運ばれ、出産異常に影響している可能性も考えられています。

そもそも、女性は「妊娠性歯肉炎」といって、妊娠すると女性ホルモンが急激に増加することで、歯周病原菌が増殖しやすくなり、歯肉の炎症や出血が起こりやすくなります。

また、「つわり」の時期は、食の嗜好に変化が生じたり、胎児の発育による食事回数の増加とそれに応じた口腔ケアが不足しがちになり、口腔環境が悪化しやすくなります。そのため、**妊娠中は、食後の歯みがきやうがいを、いつも以上にこまめに行うように気を付けることが大切**となります。

周囲の人は妊婦に対していたわるのはもちろん、「歯みがきはしっかりやろうね」と声を掛けてあげるのも一流の気配りと言えます。

以上、全身の様々な疾患予防のためにも、口腔内の健康管理が重要であることをお話ししてきました。超高齢化社会を目前にし、健康寿命を延ばすことこそが課題とされている中で、歯周病予防は今後ますます重要視されていくでしょう。また、歯がある人と歯がない人とでは、人生の終末を比較すると、幸福度において大きな差が出ることは明白です。

自分の歯を使って、美味しくものが食べられることは、何物にも代えられない幸せであり、それは結果として、健康寿命を延ばすことにもつながります。

長期的に見て、若い時から歯の健康管理を行うことで得られるメリットは想像以上に大きいと言えます。そして、それが単に見た目や虫歯・歯周病予防だけの問題ではなく、全身の健康、ひいては今後の人生の質を高めることにつながると理解していることが、一流の証なのです。

コラム

## がん予防も歯科検診で！歯医者で見つかる恐いがん

2019年2月、タレントの堀ちえみさんが、「私、堀ちえみは口腔がん（左舌扁平上皮がん）と診断されました。いわゆる舌がんです」と公表しました。

このニュースで「口にもがんができるの！」と驚かれた方もいるようです。それもそのはずです。日本国内で1年間にがんと診断されるのは約100万人と言われていますが、その中で口腔がんは1～2％程度しかありません。とはいえ年間1万～2万人がかかるわけですから、決して他人事ではなく、あなたが口腔がんにかかる可能性は十分にあるのです。

口腔がんとは、口の中の歯を除く部分、舌と舌の下の部分である口底、歯ぐき、顎骨、唇にできるがんの総称で、口腔がんの中でも最も頻度が高いのが舌がんです。発症頻度は、男性が女性の2倍以上と高く、また高齢になるにつれて高くなります。

認知度が低いために、口腔がんに気づかず進行するまで放置されてしまうケースも多く、それゆえ死亡率が高くなっているという問題があります。口腔がんの5年生存率はステージ1の段階で発見できれば90％以上とほぼ根治できますが、ステージ4ともなれば45～50％まで低下する恐いがんです。

口腔がんの主な原因は喫煙と飲酒です。この2つは口腔がんに限らず、あらゆる器官に悪影響を与えるので注意するのは当然として、もうひとつ、口腔がん特有の原因として重要なものがあります。それは、不適合な入れ歯、もしくは虫歯の放置により尖った歯が、常に舌や粘膜にこすれるなどの「慢性刺激」です。

ですから、合わない入れ歯はそのままにしないこと、また、口の中の衛生環境を整えておくことは、がん予防という観点においても非常に大切なことなのです。

話を堀さんのケースに戻します。がんとわかったときには既にステージ4。なぜ、もっと早くに発見できなかったのでしょう。報道によれば、当初、堀さんは早期の段階で異変に気付き歯科医師に相談されていました。しかし、その時の担当医が、舌がんを口内炎と誤診、見逃してしまったというのです。

専門家である医師が、なぜそんなミスを犯したのでしょうか。それは、初期の口腔がんは、いわゆる普通の口内炎と外見上においてほとんど区別がつかないからです。しかも、堀さんの場合は不幸なことに、関節リウマチの治療を受けていました。その治療薬の副作用に口内炎があったため、それと見誤った可能性もあります。

では、初期の口腔がんと口内炎は全く判別できないものなのでしょうか。そんなことはありません。両者には決定的な違いがあります。それは、「自然治癒するか否か」です。

口内炎であれば、適切な治療をすれば、（場合によっては何もしなくても）1～2週間もすれば自然と治ります。対照的に口腔がんは同様の処置を施しても一向によくなりません。この差が極めて重要です。

また、口内炎は必ずといっていい程、ひどい痛みを伴うことが多いのですが、初期の口腔がんの特徴として、「痛みを伴わないことが多い」ということも着眼すべき点です。

口腔がんは日頃から口の中を見る習慣があれば、早期発見できる可能性があります。舌がんであれば、好発部位は舌の両脇です。舌の先端や表面の中央部分にはあまり見られません。また、口腔内の粘膜はピンク色が正常ですが、この粘膜が白く変化していくことがあります。こういった色の変化にも要注意です。そして、進行するに従い、硬いしこりやただれ、潰瘍、持続する痛みや出血、また口臭が強くなるといった症状が現れます。もし、口の中になかなか治らない異変があったら、大きな病院での専門医による精査を受けましょう。

当然ですが、そんな自覚症状が出る前に早期発見するのがベスト。虫歯の有無だけではなく、口内の異変にまで気を配ってくれる信頼できる歯科医師を見つけ、定期的に受診して口腔内をチェックしてもらうといいでしょう。

大事なことなので繰り返しますが、口の中のがんは、「痛いけど、虫歯が原因だろう」とか「違和感が続くけど、合わない入れ歯のせいだな」といった思い込みや勘違いにより見逃されていることが多く、これが死亡率が下がらない要因の一つとなっています。

痛みや違和感があったら歯科医院に向かう習慣が命を救うこともあるのです。

INTERVIEW

松尾泰一

金融街やハーバードには歯並びの悪い人はいなかった

実業家・イーバンク銀行（現楽天銀行）創業者

Matsuo Taiichi

実業家。1947年生まれ。イーバンク銀行（現楽天銀行）の創業者。

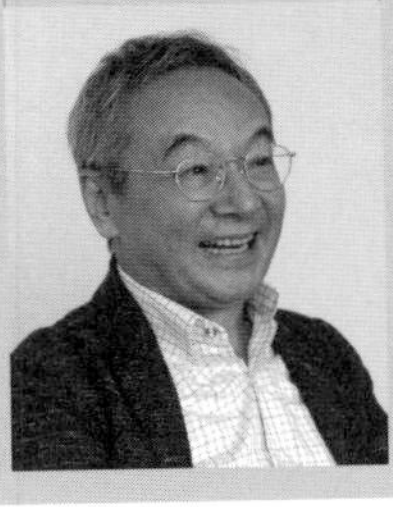

## 妻の歯並びが悪かったら声を掛けていなかったかもしれない

**――銀行員時代のロンドン支店勤務やハーバード・ビジネススクール留学などで、欧米人のエグゼクティブと接する機会が多かったと思うのですが、歯について印象に残っていることはありますか。**

ロンドンには銀行の支店長代理として赴任したため、お付き合いのあった金融関連の比較的裕福な人やその家族についての印象ですが、10代の子どもたちがかなりの割合で矯正治療していましたね。大人に関しては、そんなに気には留めませんでしたが、一流企業に勤めている人の歯並びは明らかにきれいでした。男女問わず、歯並びがガチャガチャとか八重歯の人は記憶にありませんね。

ハーバードのビジネススクールに留学したのは、46歳の時です。長銀では、幹部候補は役所への出向か留学のどちらかを経験するのが一般的でした。ハーバード留学を経験した先輩行員は常務以上に出世していたエリートでしたので、口幅ったいですが私もエリートの一員だったのでしょうね。他の企業でも、ハーバード留学組は例外なくエリートでした。彼らとは数カ月間、12人ぐらいと一緒に生活していたけど、ハーバードに歯並びが悪い人がいたという記憶はありませんね。

それから２０００年にネット銀行のイーバンク銀行（現楽天銀行）を作ったときには、東大首席卒の優秀な人に執行役員として来てもらったのですが、彼が歯にすごく気を使っていたのを覚えています。もちろん昼は必ず歯を磨いていました。歯を大切にしていることと優秀な仕事ぶりが結び付いて印象に残っています。

**――松尾さんの歯並びも、状態がいいですね。**

僕自身は自慢できるとは思っていません。特に何かしてきたつもりはなくて、70歳を過ぎた今まで自然体できました。でも虫歯とはほとんど無縁で、50歳になった頃に初めて虫歯になりました。そのとき歯医者の先生がびっくりしたぐらいで、全体的に状態はよかったようです。その虫歯をきっかけに、歯のことが気になるようになりました。もう少し歯並びをきれいにできないかな、とか。結局、忙しくてそのままですけど。人の歯のことも気になって見てみると、先生がおっしゃる通り日本人って全く無頓着。ハッキリ言って、白人系の人と比べて圧倒的に歯並びがよくないですよね。

**――日本人は歯並びが悪くなりがちな骨格に加え、気にする文化もありませんでした。**

昔は、みんな自然体だったでしょ。歯も矯正している人、僕らが若い頃はほとんどいませんでしたよ。八重歯の歌手が「かわいい」ともてはやされたものでした。でも、今の若い人たちは歯並びがきれいな人が増えてきたなと思いますよ。

**――今現在、どのようなケアをなさっていますか。**

フロスを使っています。それと5年以上前から、年に3回歯のクリーニングに。それから20年くらい前から洗口液も使っていますよ。歯科医院で売っていた商品を試しに買ってみたのがきっかけです。

**――洗口液を使い始めたのは、口臭が気になるなど理由があったのですか。**

いえ、口内環境をきちんとするためです。

**――すごいですね。20年前は「口内環境」なんて発想はありませんでした。**

そうですか？　両親も、兄弟も使っていましたよ。

**――ここまで話を伺っていると、一般的なレベルよりもかなり丁寧にケアされていますね。**

**それが当たり前の環境で過ごされてきたので、自覚されていないだけだと思います。**

そうなのかな。でも、そうかもしれないね。確かに妻は私より歯への意識が高く、ケアに時間をかけているから、とても歯がきれいだし。

実は妻とは学生時代に当時盛んだったダンスパーティーで知り合いました。私は親から歯並びが大事だという意識を植え付けられていたから、もし彼女が八重歯が目立つ女性だったら声を掛けていなかっただろうね（笑）。

## 信頼できる歯科医と巡り合えるかが大事

**——今も虫歯はなく、抜け落ちた歯もないのですか？**

全部揃っているけど、実は少し前から1本問題が生じていて、歯科医と治療の相談をしているところです。1本抜けると、そこから連鎖して抜けると聞いたことがあるので。

**——50代から歯周病が原因で抜け始める人が多いです。抜けた1本の周りの歯も歯周病で弱っていて次々と抜けるわけです。**

そういうことでしたか。歯周病にならないようにケアをしないといけませんね。

**——それでも、松尾さんの年齢でほぼ全ての歯が健康な状態を保っているのはすごいこと。**

僕が恵まれているのは、いい歯医者と巡り合え、いい関係が築けていることです。すぐ相談に行けて、すぐ治してくれる。腕も信頼できる先生で、「あの先生のところへ行けば大丈夫」という状態になっている。ちゃんとコミュニケーションできるいい先生が、かかりつけでいるかどうかは大事だと思いますね。それと、「歯医者はどこも同じ」ではなく、かなり違うと思っています。私は今、クリーニングにもわざわざ高速道路を使ってかかりつけの先生の所へ通っているほどです。歯科に限らないと思いますが、「いい歯医者さんと巡り合う労力は惜しむべきではない」とアドバイスしたいですね。

第3章

# 日本人の8割が感染！「歯周病」こそ格差社会の象徴

## ギネスブックも認定！
## 世界で最も患者数の多い病気＝歯周病

みなさんが「全世界で最も患者数が多い病気、ワースト1位は何？」と聞かれて、思い浮かべるのは何でしょうか。糖尿病、それとも高血圧症でしょうか。実は、世界で最も多い病気としてギネスブックに認定されているのが、「歯周病」なのです。「日本人の約8割が歯周病」とも言われているほどで、歯周病はもはや国民病と言えるでしょう。

### 30歳からは虫歯より歯周病対策に重点を移す

最近、テレビＣＭや広告で、「歯周病予防」を謳ったものをよく見聞きします。その理由は、大人が歯を失う原因の第1位が、虫歯ではなく「歯周病」であるからです。「自分には歯周病なんて関係ない」と考えている方もいらっしゃるでしょうが、歯周病はもはや「国民病」。20代から何らかの症状が現れる人が出始め、30歳以降になるとその数は加速して増え、そして60歳を超えると、ほぼ全員が歯周病に罹患しているというのが日本の実態です。

歯周病は、「silent disease（静かに進行する病）」と呼ばれるように、初期は症状が乏しく痛みも感じないため、自覚しにくい病気です。

気づいたときにはひどく進行していて、もはや手遅れ――そんな状況もよく目にします。

さらに、歯周病は虫歯とは異なり、歯を支えている周辺の骨がもろくなっている状態ですので、1本歯を失った時点で、周りの歯にまで被害が拡大している可能性が高いのも特徴です。歯が1本抜けると、2本、3本、4本……と連鎖的に歯を失うこともありえます。

そして、歯周病は進行性の病気です。幸いにも進行を止めることができたとしても、元の状態に戻すことはできません。加えて、歯周病はその病態が口の中だけにとどまらず、全身の病気へと波及する恐ろしい病気であることは、第2章で詳しくお話しした通りです。したがって、**歯周病患者数が急増し始める30歳以降は、虫歯対策というよりも、歯周病対策を行っていくことが重要**となります。

「じゃあ虫歯は気にしないでいいの？」と心配なさる方のために、歯周病の詳しい説明をする前に、一度ここで虫歯について触れておきたいと思います。

大人が歯を失う原因の第1位は「歯周病」、そして続く第2位が「虫歯」です。

近年、子どもの虫歯は減っているのですが、大人の虫歯は減っていません。

ただし、大人の虫歯は、子どもの虫歯とは状況が異なります。

## 大人の虫歯は子どもの頃の再発が大半

大人になってからの虫歯とは、子どもの頃に治療した虫歯が再発したものである場合がほとんどなのです。裏を返せば、**幼い頃に虫歯を作らなければ、年をとってから新しい虫歯で悩むことはない**、ということです。

虫歯になった場合、削って虫歯の原因菌を除去し、新たに虫歯の原因菌が侵入しないように蓋をします。当然ですが、治療したところに新たに細菌が入らなければ、虫歯が再発することはありません。

しかし、治療に使用した詰め物やかぶせ物は長い年月を経て、少しずつ劣化していきます。特に、口の中は常に水分たっぷりで、過酷な環境下にあります。加えて、噛むという負荷がかかり、ひずみが生じやすいため、状況は一層深刻です。また、口の中は熱い物が入ったり、冷たい物が入ったりと、温度の変化も激しいでしょう。この温度変化の影響で、詰め物やかぶせ物は、わずかな膨張や収縮を繰り返し、変形していきます。

こうした状況のもと、歯と詰め物や被せ物の間には隙間が生じて、その隙間から虫歯菌が侵入してくるのです。この場合、表面からは見えにくいため、初期段階では放置しがちで、痛みを感じて受診したときには神経まで傷ついていることも少なくありません。

つまり、一度でも削ったことのある歯は、その後、細菌が侵入するリスクを負い続ける運命にあります。また、昔治療した際に、わずかに細菌が残っていたりすると、それが原因となって再発することもありえます。いずれにせよ、歯は一度削ると細菌感染のリスクが一気に上がり、結果的に再発を繰り返し、最終的に抜け落ちるリスクを抱えることとなります。

よって、**「歯を削らない」ことが、歯を守る上で最も大切**です。

そのためには、虫歯が最もできやすい子どもの頃に虫歯を作らないことが重要です。子どもの頃に虫歯ができやすいのには、明確な理由があります。その理由は第4章で詳しくお話ししますが、要するに、生えたての歯というのは歯質が脆弱なため、虫歯になりやすいのです。

このため、生えたばかりの弱い歯質から、強い歯質へと成熟していくまでの数年間が、虫歯予防における重要な期間となります。

つまり、**虫歯予防は、虫歯に最もなりやすい幼少期から20歳までが肝**なのです。

一流の意識を持つ人なら家族の健康にも気を配るものです。矯正もそうですが、欧米の中流以上の家庭では、我が子に幼いうちから歯みがき習慣を身に着けさせ、定期的な歯科検診も欠かさないのは、「歯は幼少期が肝心」と古くから理解されているからでしょう。

とはいえ、我が子の歯の健康に気を配るのはまだ間に合うとしても、「私の口は、小さい頃に虫歯になって治療した歯でいっぱいだ。今さら一体どうしたらいいのか！」と嘆き悲しむ方もいらっしゃることでしょう。

残念ですが、一度治療した歯は、**虫歯の再発するリスクが高い**――これは変えようのない事実です。ですから、この先こそ口腔ケアを怠ってはいけません。何度も繰り返しますが、虫歯が二度、三度と再発したのを治療すればするほど、削る歯の量は増します。すると、歯はますますもろくなっていきます。よって、あなたの口の中の歯が、既に治療で削った歯しか残っていない場合でも、より一層念入りに虫歯の再発予防に努めることが必要不可欠なのです。

一方で、子どもの頃の虫歯の再発ではなく、大人になってから新しくできる虫歯も、実はあります。それは、歯周病の進行とともに歯ぐきが下がり、もともと歯ぐきの下に隠れていた歯の根っこが露出した箇所にできる虫歯です。

これは「根面《こんめん》う蝕《しょく》」と呼ばれています。根面う蝕は、歯の頭を支える細い首の部分にできる虫歯です。そのため、虫歯が深い場合は削る量が大きくなり、最悪、そこを起点に首から上の部分が折れる原因にもなります。年をとるにつれ、多くの人は歯ぐきが下がっていきますから、根面う蝕の予防のためにも、しっかりと口腔ケアを行うようにしましょう。

## ブリッジ、入れ歯、インプラント、どれが本当に一番か

それでは話をもとに戻します。まず、歯周病や虫歯などにより、歯が抜けた場合を想像してみましょう。

**歯が他の組織と決定的に異なるのは再生機能がない、という点です。**一度失った歯は二度と元通りにはならず。人工物で代用する以外に方法はありません。

歯が失われた場合、対策として考えられる選択肢は、①ブリッジ、②入れ歯、③インプラント、そして④何もしない、の４つです。

まず、④の何もしない、これだけはやめていただきたいものです。

放置したままの人をたまに見かけますが、何もせずに放置しておくと、その前後の歯が倒れ出し、咬み合わせの崩壊が始まります。元は１本の歯の喪失だったものが、全体へと

## 歯が抜けたらどうする？
——3つの選択肢

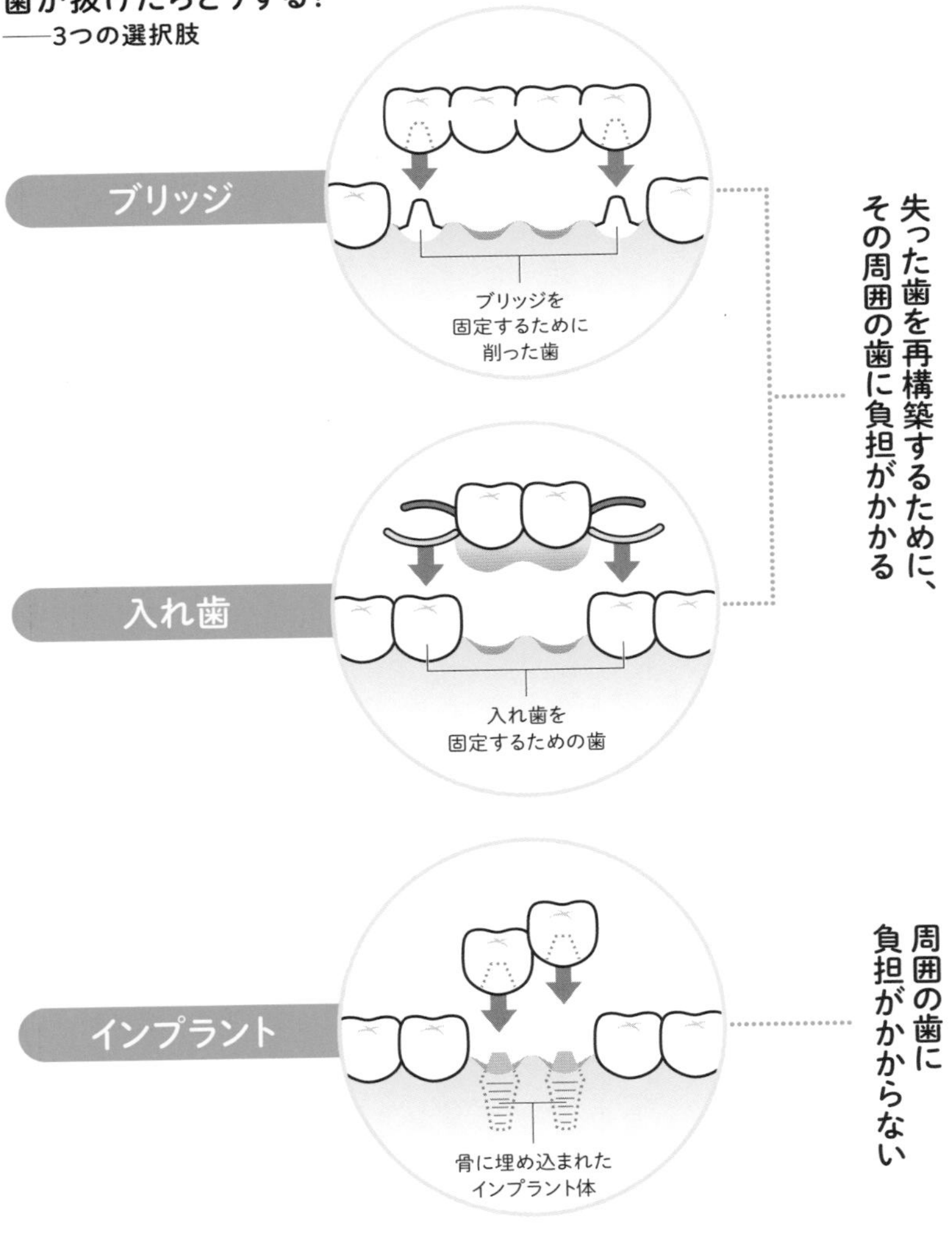

波及してしまいます。そんな悲劇を起こさないためにも、必要な処置はきちんと受けるようにしてください。

### ①ブリッジという選択

ブリッジはその名の如く、失ってしまった歯の両隣の歯に橋をかけて、喪失した歯をダミーの歯で置き換える治療です。

ブリッジは、嚙んだ時に違和感がほとんどありません。また、**ブリッジは完全に口の中に固定されるため、入れ歯のように取り外すといった煩わしさがないのが利点**です。

その一方で、ブリッジには大きな欠点があります。ブリッジを入れるためには、喪失した歯の両隣の歯を必ず削らなくてはいけません。たとえそれが健全な歯であったとしてもです。また、歯を削るというデメリットに加え、ブリッジの支えとなる歯は、この先ずっと喪失した歯にかかっていた分の負荷を肩代わりし続けることになります。

仮に、歯周病で揺れているにもかかわらず歯を削って、それを支えとしてブリッジを入れた場合を想像してみてください。嚙んだ時の力に耐え切れず共倒れ、橋全体が崩壊――そんな恐ろしい事態も起こりかねません。

## ②入れ歯という選択

**入れ歯の利点は、ブリッジのように前後の歯を削らなくて済む**という点です（場合によってはほんの少し削ることがあります）。しかし、ブリッジと同様、入れ歯の支えとなる歯が必ず必要となります。

入れ歯は、取り付けられたバネを支えとなる歯にひっかけて、支えの歯の力を借りてその場に維持されるという仕組みです。つまり、バネをかける支えの歯にはブリッジと同様に、余分に力がのしかかるというわけです。

また一般的に入れ歯は、自分のもとの歯で嚙んだ時の30％ほどの力しか出ないと言われています。ですから、どんなに強く嚙んでも、「嚙めている！」という満足感が得られにくい可能性があります。加えて、違和感もあります。特に、慣れないうちの違和感は耐え難いものがあると覚悟しておきましょう。そして、取り外さなくてはいけない（洗浄などメンテナンスが必要）という煩わしさが常に付きまとうのも、デメリットです。

ここで伝えたい重要な点は、**ブリッジと入れ歯のどちらの選択肢も、失った歯を再構築するために、その周囲の歯にそれ相応の負荷（力学的負荷）がかかる**、という点です。

どちらの場合も治療は保険診療の範囲内で可能であるため、懐にはやさしい治療と言えます。しかし、これらの治療によって、犠牲になっている歯があります。そうした犠牲になった歯の寿命は縮められ、結果としてその代償が高くつくことにもなりかねません。

こうしたリスクがないのが、インプラントです。

## ③インプラントという選択

読者の皆さんの中には、もしかするとインプラントに対して、良い印象を持っていない方がいらっしゃるかもしれません。それは、様々なメディアでインプラントにまつわるトラブルが記事として取り上げられたことが原因となっているのではないでしょうか。

原因のもとをただせば、それは我々歯科医師にあります。みなさんは、インプラントの価格が数万〜数十万円と、医院によって大きな開きがあることに対し、不安を感じているのではないでしょうか。確かにインプラントは「自由診療」であるために、医院により価格に差があります。

そんな中で、価格を下げて薄利多売で患者を集めようとする質の悪い歯科医が横行し、問題となっています。しかし、冷静に考えてください。うまい話には必ず裏があります。安いインプラントは、所詮その程度のレベルのものなのです。

経営側からすると、価格を下げて同じ利益を得るためには、同じ時間内でたくさんの数のインプラントを打たなくてはなりません。つまり、安い治療を実現するには、どこかで手が抜かれているのです。

## 外科手術と同じだけ手間をかけているかチェック

インプラントとは、骨に穴をあけて、ネジの形をしたインプラント体を埋入するという外科治療です。例えるなら人工関節を入れる整形外科手術と差がありません。

ですから、しっかりとした感染予防が必要となります。きちんとした医院では、細菌感染を防ぐために、医療ドラマなどでよく見かける一回使いきりの手術着を装着し、細心の注意を払ってインプラントの治療を行います。治療時の感染予防が、インプラント治療の予後を大きく左右するためです。

また、インプラント治療では、骨に穴をあけるとお伝えしましたが、骨の中には太い神経や血管があります。手術でそれらを傷つけることのないよう、術前にはＣＴを使った三次元的検査が必要となります。

さらに、患者さんの骨の状態や全身状態も、治療予後に大きく影響する因子です。骨の状態によってはインプラントが打てないという場合もあります。他にも、例えば糖尿病の患者さんは血が止まりにくく、傷の治りも悪いといったことがあるため、全身状態に関する検査が必要となります。こうした術前の精密検査などの必要性を含めると、インプラント治療にはある程度のコストがかかることは、ご理解いただけると思います。

つまり、価格が著しく低い場合、これらの検査や感染予防の対応などの中から何らかのものが抜け落ちてしまっているのだと断言できます。

繰り返しますがインプラント治療は外科治療であり、豊富な知識と経験を積んだインプラントのエキスパートと、安全で衛生的な設備、細心の術前検査、術中管理が必要です（普通の歯科診療台で、通常の白衣でインプラントを埋め込むような歯科医院だったら、それだけで避ける理由になります）。

過去の報道などから、インプラント治療に対して良いイメージを持てない方もいらっしゃるかもしれません。しかし私は、**健康な状態と同等に噛めるという点、そして周囲の歯への負担がないという点において、インプラントは有効な治療法**と認識しています。

## インプラントも天然歯にはかなわない

しかし、極論を言えば、どんなインプラントも自分の歯に勝ることはありません。

歯は骨の中に埋まっていますが、その歯と骨の間には、非常に薄い歯根膜という膜があります。この歯根膜の中には神経があり、噛んだ刺激を脳へと伝達し、「噛んだ！」という感覚を生み出す役目を果たしています。さらには、強く噛みすぎた場合に、瞬時に噛む力を弱めるといった、噛む力の加減を調節する働きも歯根膜にはあります。

しかし、当たり前ですが、インプラントの場合、歯根膜はありません。それゆえ、脳への信号がいかないことや、噛む力の加減調節が働かないことによって生じうる違和感（実際には、ほとんど感じないレベル）など、インプラントといえども限界があります。そうした状態が長く続くことによって、ほかの歯にも極わずかながら悪影響を及ぼす可能性も少なからずあります。

こうしたことを考えると、当たり前ですが、「歯が抜けない」状況をつくること、つまり、**歯を失う2大原因である歯周病や虫歯にかからないように「予防」することが、口腔崩壊を起こさない最大のリスク回避**となります。

「それが難しいんだ！」と反論されてしまいそうですが、これから提案する「２つのこと」を実践すれば、虫歯や歯周病を予防することができます。

## 歯で後悔しないためにやっておくべき2つのこと

実は、その2つのこととは、欧米人が既にやっていて、日本人ができていないことでもあります。

**提案したい「2つのこと」というのは、①毎日の正しい歯みがき（ホームケア）と、②定期的な専門家による検診とクリーニング（プロフェッショナルケア）です。**

①ホームケアの仕方についてはこの後に続けますが、②のプロフェッショナルケア、これが非常に重要です。

各々の口腔内の状態にもよりますが、できれば3カ月に1回、少なくとも半年に1回はプロフェッショナルケアを行うと良いでしょう。ただし、このケアは「予防治療」という扱いになるため、現行の日本の歯科医療保険制度では保険適用外（自費）となります。（ただし、歯周病との診断がつき一通りの歯周病治療を終えた後では、病態が安定しており、なおかつ4ミリ以上の歯周ポケットが残るという場合に限り、プロフェッショナルケアも保険の適用を受けることができます。詳しくはかかりつけの歯科医院にお問い合わせください）

## 計算すれば納得、歯科医院での定期的なケアが得をする

検診と、クリーニングを含めた1回のプロフェッショナルケアには、内容や所要時間(30分〜1時間)で差はありますが、５０００円〜1万５０００円の価格帯が見られ、平均すると約1万円かかります。負担が大きい、と思われた方もいらっしゃるのではないでしょうか。

しかし、これを試算してみるとわかるのですが、この投資は意外にも経済的であることがわかります。

**仮に、プロフェッショナルケアを3カ月ごとに受ける場合、1年間にかかる費用は1万円×4回で、4万円です。それを30年続けると、約１２０万円**かかります。

一方で、歯を失った場合にかかる**インプラントの相場は、1本あたり40万〜50万円程度。**

そして、歯を1本失ってしまうような状況であるならば、おそらくその他の歯の状況も良くないでしょう。つまり、歯のケアをろくにせず、結果としてインプラント治療を受けたとすると、定期的に自費でプロフェッショナルケアを受け、ケアに努めた場合に比べ、はるかにお金がかかってしまうのです。

読者の皆さんは、毎月のように医療保険へ少なからぬ金額を支払っていらっしゃること

でしょう。同じように、歯にも「保険」をかけたつもりでお金を払うという発想を取り入れてみてはいかがでしょうか。あるいは「保険」というより「積み立て」でしょうか。

一定の保険料を支払っているつもりで、定期的に歯科医院へ行く。それは美しい歯を保つための自分への投資である——と考えればいいのです。

定期的な出費ではありますが、年を重ねた時に自分の歯で美味しいものを嚙んで食べることができる状態は、何物にも代えがたいプレゼントになるでしょう。

どんなに忙しくても、そして多少お金がかかったとしても、定期検診を年に3～4回受けに行くことが、長い人生において是が非でもやるべき自己への投資であることがおわかりいただけたのではないでしょうか（それが結果として金銭的にお得なことも）。

いろいろと専門的に深く掘り下げた話もいたしましたが、「自分の歯よりも優れた代用品は、絶対に存在しない」——これだけは頭に刻み込んでください。

## 虫歯とは別のもの「歯周病」とは？

それでは、そろそろ本題に入りましょう。多くの方々が、誰にも相談できずに密かに悩んでいる「歯周病」について、解説していきます。

そもそも、歯周病とはどのような病気なのでしょうか？

歯周病とは、歯の病気ではなく、歯を支えている周りの骨（歯槽骨）や歯肉などの、歯周組織が、細菌による感染を受けて破壊されていく疾患です。

口の中には、５００種類以上の細菌が存在していますが、その中でも、**歯周病の原因菌となるのは、「嫌気性細菌」と呼ばれる、空気を苦手とする細菌類です。**空気を嫌い、空気にさらされることから回避するため、歯と歯肉の間といった空気の届きにくい場所を好んで生息しています。

では、どういった過程を経て歯周病は進行していくのでしょうか。

「プラーク（歯垢）」という言葉は、歯ブラシや歯みがき粉のＣＭなどで誰もが耳にしたことがあると思います。歯の表面を楊枝などでなぞってみると、白～黄色い堆積物がついてきますよね。まさにこれこそがプラークです。そしてなんと、このプラーク、驚くべきことに、１㎎内に１億個以上の細菌が生息しているといわれています。

つまり、細菌の塊というわけです。

もしもブラッシングが不十分であれば、このプラークの層はどんどん厚みを増し、より密度の濃い細菌集落（細菌叢）を形成し、病原性を増していきます。さらには、厚くなったプラークの内部には、空気が届きません。そうです、空気を嫌う歯周病原菌にとって、最高に居心地の良い繁殖場所となるのです。

そうしてプラーク内で病原性を増した歯周病原菌は、歯と歯肉の間をぬって奥へ奥へと侵入していくのです。病態としては**「歯肉炎」から始まり、「歯周病」へと段階を踏みながら進行していきます。**

その進行段階を順を追って説明しますので、自分に該当する症状があるか確認してみてください。また簡単に歯周病か否かをチェックできる簡易セルフチェックリストが１５４ページにあります。「疑いあり」と出た場合はすぐに歯科医を受診してください。

## 第1段階　歯周病の初期段階である「歯肉炎」

歯周病原菌が歯と歯肉の隙間から侵入すると、歯肉は炎症反応を起こします。第２章でも少し触れましたが、炎症反応は、我々生体がもともと持っている防御反応であり、外からの異物を追い出そうとする免疫応答です。

炎症反応の結果、歯肉は赤く腫れて出血します。自覚症状としては、ブラッシングをした時に血が滲んだりします。この段階であれば、ブラッシングや歯科医院でのクリーニングといった適切なケアを行うことで、歯の炎症は治まっていきます。

## 第2段階　軽度の歯周炎

歯肉の炎症が深いところまで進行し、歯と歯肉の付着が破壊されると、「歯周ポケット」と呼ばれる4㎜以上の深い溝が形成されます。見た目の変化としては、歯肉がぷよぷよと腫れた状態になります。しかし自覚症状はほとんどないため、この段階では気が付かないことがほとんどです。

見た目の変化は目立ちませんが、内部では確実に進行していて、炎症は歯を支える骨にまで到達しています。「骨まで病気が進んでいるかどうか」が歯肉炎と歯周炎との違いです。

このタイミングで歯周病治療が行えれば、確実に歯を残すことが可能ですから、見落とさないようにしなければなりません。

## 第3段階　中等度の歯周炎

歯肉の内部で歯を支える骨が溶け始め、レントゲンでも骨の吸収が見られるようになります。歯肉は、本来歯を覆っていた位置から下がり、歯の根元が徐々に露出してきます。この段階では、歯の違和感や、揺れ、口の中の粘つき、口臭などといった症状が現れます。しかし、それでも気が付かない人も少なくありません。

この段階まで来てしまうと、歯周病治療により「病態の進行を停止、もしくはスピード

## 歯肉炎から歯周病へ
### ――歯周病の進行

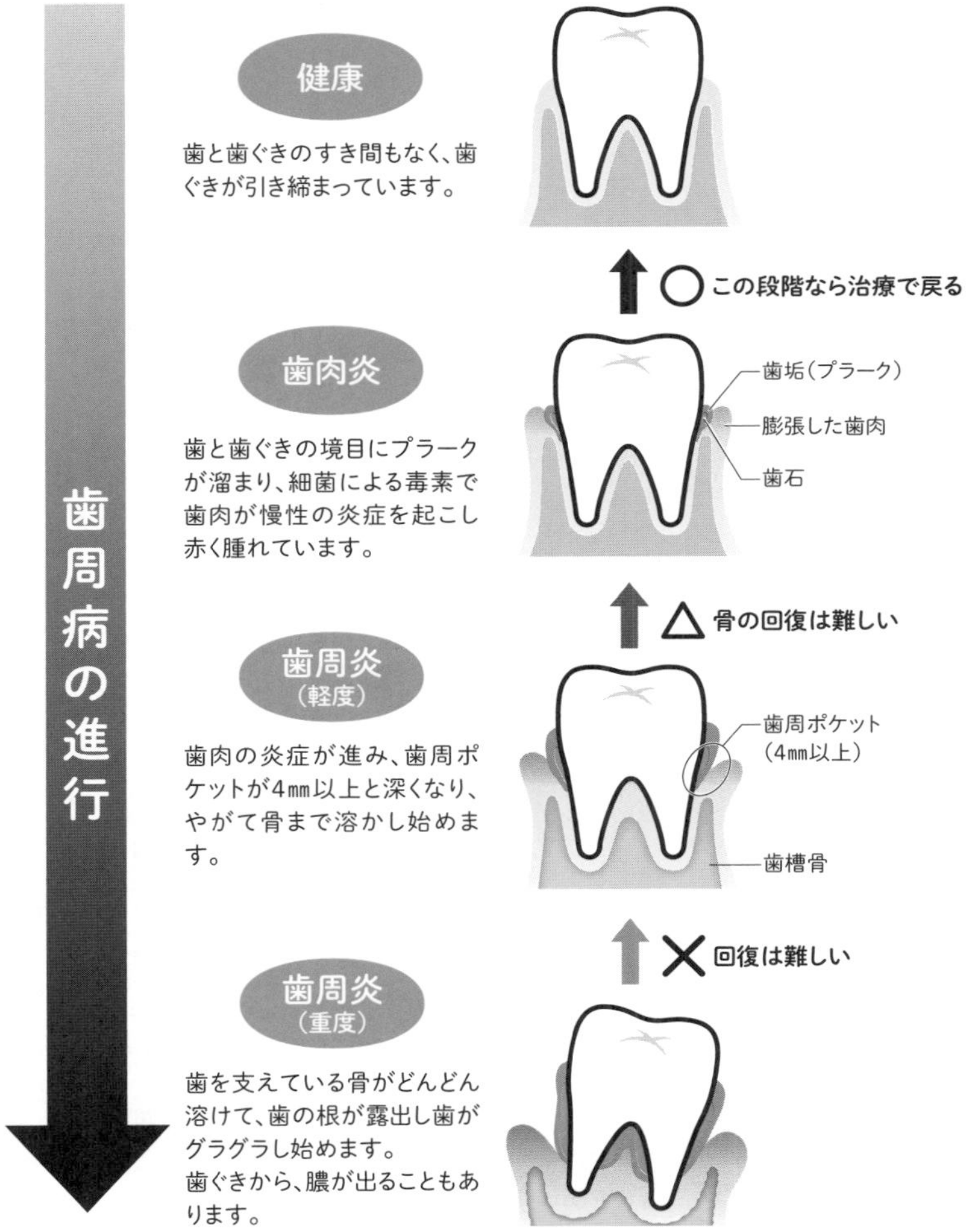

## 歯周病チェックリスト

- ☐ 歯ぐき（歯肉）が腫れる
- ☐ 歯みがきの時に出血がある
- ☐ 歯肉が下がってきた
- ☐ 口臭がある
- ☐ 歯がグラグラしてきた
- ☐ 歯のすき間に食べ物が挟まるようになった
- ☐ 歯並びが変わってきた
- ☐ 歯ぐきの色が変色してきた
- ☐ 歯ぐきから膿が出ている

1つでも
症状があてはまったら
歯周病の
サイン！

↓

**早急に
歯科医院で
診てもらいましょう！**

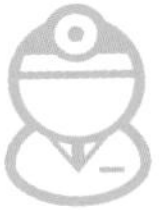

を遅くする」ことが目標になります。プラークや歯石の除去だけでは、症状が改善されないケースも多く、歯周外科治療と呼ばれる外科的な処置が必要となる場合があります。

### 第4段階　重度の歯周炎

さらに進行して、この第4段階まで来てしまうと、もはや歯を残せない可能性があります。このため、治療の目標が「歯をどれだけ残せるか？」になります。歯肉が下がって、歯と歯のすき間が目立つようになってきます。また、歯肉からは、膿や血が出て、離れていてもわかるほどの強い口臭が発せられます。歯の動揺も強くなり、本来の位置から動いて歯並びが悪くなり、また十分に噛むことができないといった状況が生まれます。

こうした歯周病の発症から進行は、約15～30年といったスパンで、ゆっくりと進行していくことが多いです。ただし、その進行速度は一人ひとり異なります。

では、このスピードが人によって異なるのは一体なぜなのでしょうか。少々専門的な内容を含みますが、歯周病はどんな環境、どのような経緯で悪化するのか、関心のある方のために解説していきます。

原理は理解できなくても問題ありませんが、予防法は覚えていただけるといいでしょう。

## 歯周病のリスクファクターは3つある

歯周病の進行における個体差に関係しているのが「免疫」です。歯周病は、細菌による感染症です。風邪と同様に考えると、理解しやすくなります。

すなわち歯周病の進行とは、口の中にいる膨大な数の歯周病原菌と、生体防御機構である免疫力との闘いなのです。免疫力が細菌に勝てば、歯周病は発症しません。逆に、免疫力が落ちて細菌の力に負けてしまえば、歯周病が発症します。

ここで歯周病のリスクファクター（歯周病の発症、進行を加速させる因子）について説明します。

## リスクファクター①　細菌因子

口の中の歯周病原菌数。プラークが厚くなればなるほど、細菌数は増加します。

特に、「レッドコンプレックス」と呼ばれる悪性度の高い3つの細菌、P. gingivalis（以下P．g菌）、T. forsythia、T. denticolaが、歯周病に最も関連性が深いことがわかっています。[*29] 特に、P．g菌がいるかどうかが、病原性の高い歯周炎かどうかの分かれ道となります。

## リスクファクター②　宿主因子

加齢とともに抵抗力が低下するため、歯周病が進行しやすくなります。高齢になるにつれて歯周病にかかる人が増加するのは、このためです。

また、細菌感染に対する抵抗力を低下させる全身疾患（糖尿病、骨粗しょう症、腎疾患、血液疾患、特殊な遺伝子疾患など）は歯周病の進行を促進させます。特に糖尿病は、歯周病を2～3倍も悪化させやすいと言われています。

## リスクファクター③　環境因子

歯周病は、生活習慣病とも言われます。喫煙、ストレス、不規則な生活、アンバランスな食事といった生活習慣は、歯周病の進行に影響を与えます。

なかでも、喫煙は歯周病の進行を促進するだけでなく、歯周治療の効果を減少させ、また歯周炎の再発を誘発することがわかっている、最も危険な因子です。ですから、重度の歯周病、なかなか改善されない歯周病、すぐに再発する歯周病などには、喫煙が隠れていることが多いのです。喫煙歴、本数により、2～8倍も歯周病が悪化しやすいと言われています。

なお、喫煙している人への警告となりますが、喫煙者のほぼ全員が歯周病であると言っても過言ではありません。すぐにでも禁煙に向けて努力するべきでしょう。

また、忘れてはいけないのが、「内服薬」の影響です。

血圧の薬（内科、循環器科）は、血行を良くするため歯ぐきが腫れやすくなる原因となりますし、ホルモン剤（産婦人科）の中には細菌の増殖を助長する効果を持つものがあります。また、骨粗しょう症（整形外科）の薬は、骨の新陳代謝に影響するため、歯周病の進行に影響を与えます。

では、これらを踏まえた上で歯周病を予防するにはどうしたらいいのでしょうか。次の関係をご覧ください。

A【細菌因子 ＋ 宿主因子 ＋ 環境因子】＜B免疫力

つまり、このように「A＜B」の状態を維持し続けることです。しかし、宿主因子や環境因子には、自分ではどうにも出来ないものがあります。その一つが加齢です。加齢とともに抵抗力が落ちるのは自然の摂理です。また、歯周病のためだからといって、薬の服用をやめることもできません。

そもそも、日常的にストレスと睡眠不足を抱えている現代人は、それだけでも歯周病のリスクは高いと考えられます。健康で強い免疫力が維持されていれば、侵入した細菌に負けることはありません。しかし慢性的に疲労している場合などは免疫力が落ちているため、歯周病のリスクは高くなります。

そんななか、唯一コントロールできる因子が「細菌因子」です。歯周病の原因となる細菌数を抑えること、すなわち「プラークコントロール」です。加齢や、加齢に伴う抵抗力の低下はどうにもならなくても、**自分の意思でコントロールできるのがプラークコントロ**

ールです。

## 欧米人より歯みがきをする日本人の落とし穴

ところが、困ったことに、日本人はこのプラークコントロールができていないのです。私たち日本人は、自分たちが「潔癖症」であることを意識することなく、潔癖であるのが当然であるかのようにして日々の生活を送っています。そんな日本人のきれい好きは、歯みがきの回数にも反映されています。

２０１６年に厚労省が行った歯科疾患実態調査によると、日本人の95％が、毎日歯みがきをしており、１日に２回以上歯を磨いている人の割合は77％にのぼりました。なかでも、１日に３回以上歯を磨く人の割合は27・３％と、４人に１人がお昼休みにも歯みがきをしているという結果が出ています。

実は、１日に３回歯を磨くのは欧米では珍しく、１日２回磨くのが一般的と言われています。それだけ日本人は熱心に歯みがきをしているわけです。

それにもかかわらず、日本人の成人の約80％が歯周病と言われています。

磨いているのに歯周病、この現象は一体どういうことでしょうか。

ここで明確にしなければならないのは、**磨いているのに「磨けていない」という実態**です。「毎日きちんと歯を磨いている」と主張する患者さんの清掃状況を、染め出し剤で確認すると、真っ赤に染まるケースが少なくありません。

つまり、「磨き方が間違っている」のです。

## 歯みがきの目的はプラーク除去

そもそも、歯みがきの目的とは何でしょうか。私が患者さんに歯みがきの目的について尋ねると、大抵の場合「口の中の食事の残りカスを取り除くこと」と返ってきます。

これは間違いです。

**正しい歯みがきの目的は、「プラークを除去すること」です。なお、多くの人が誤解していますが、プラークは食べ物のカスではありません。繰り返しますがプラークとは細菌の塊**です。

プラークは食後約8時間ほどで作られます。**プラークが厄介なのは、食べ物の残りカスとは異なり、うがいでは簡単に取り除くことができないという点**です。取り除かれなければ、プラークは厚みをどんどん増して、より密度の濃い細菌集落を形成し、病原性を増して人体に悪さを始めます。

そしてこのプラークは、2～3日間ほども放置されてしまえば、だ液中に含まれるカルシウムなどのミネラル成分を取り込み石灰化し、硬い歯石へと変わります。歯石となってしまうと、もはや手遅れです。自分では取り除くことができないため、歯医者に行って取り除いてもらうほかありません。

歯石は、表面がデコボコしているために細菌が付着しやすく、細菌繁殖の温床となります。ですからプラークが歯石へと変わる前に、つまり1日1回は、プラークをしっかり取り除く必要があります。そこで「歯みがき」の出番です。

歯みがきは歯ブラシで行います。歯ブラシを選ぶポイントは後述しますが、歯みがきにおいて何よりも重要なことは「プラークを除去すること」です。自己流でも何でも、どんな磨き方をしても構いません。磨けてさえいればいいのです。

## 何のために磨くのかを知らず、「歯みがきする」が目的化

しかし、**大抵の場合、大人も子どもも歯をきちんと磨けていません**。それはなぜでしょうか。忙しくて時間がないからでしょうか。違います。

日本人は「歯みがきすること」自体が目的となってしまっている人が多いからです。歯みがきすることが目的であれば、１日に３回磨く日本人は間違いなく１００点満点です。

歯みがきが下手な人でも、歯みがきをすれば、口の中に残った食べカスや、歯の表面の汚れは取れます。歯の表面もツルツルになり、爽快感も出るでしょう。

でも、残念なことにそれだけでは十分にプラークは取り除けないのです。

歯周病菌は空気が苦手という話をしました。そのため、歯周病菌は空気に触れにくい場所、すなわち、**「歯と歯ぐきの境目」や、「歯と歯の間」を好んで集まり、そこを感染ポイントとします**。ですから、こうした部位のプラークを取り除かなくては、歯みがきをしている意味がないのです。

そして、多くの人が「磨けている」と思っていても実は磨けずプラークが残っている二大箇所というのが、まさに「歯と歯肉の境目」と「歯と歯の間」なのです。

## みがき残しに注意！
## ――プラークの残りやすい部分

多くの人が磨けていると思っていても、
磨けずにプラークが残っている二大部位

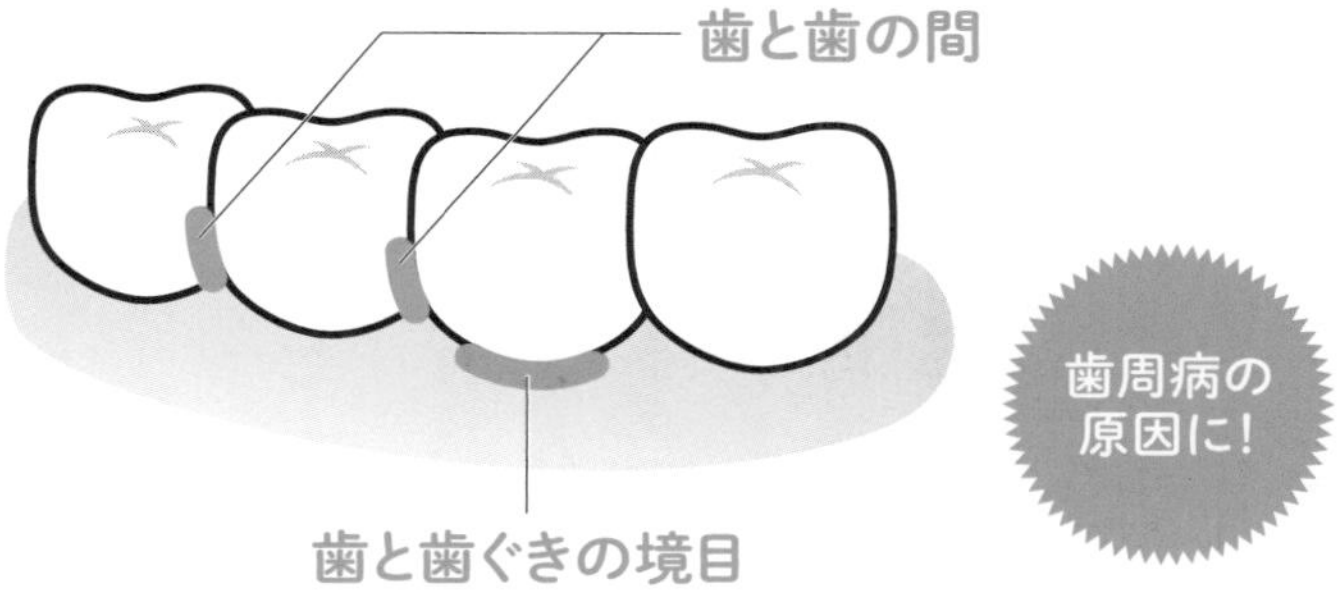


つまり、**除去すべき肝心な部位のプラークが除去できていない**、だから多くの日本人が歯周病に悩まされるのです。「歯と歯肉の境目」や「歯と歯の間」こそ、歯周病予防のために、最も磨かなくてはならないのです。

では、「歯と歯肉の境目」や「歯と歯の間」のプラークを取り除くには、どうすれば良いのでしょうか。

まず一つ目の「歯と歯肉の境目」のプラークは、歯ブラシの毛先を歯と歯肉の間にしっかりと向けることが一番重要なポイントです。「そんなの言われなくても知ってる！」と思われたかもしれませんが、これが思っているほど簡単ではありません。

そのために、**まず「鏡を見る習慣」を身につける必要があります**。慣れてきたら、鏡を見なくてもできるようになりますが、最初は鏡をよく見て、歯ブラシの毛先が磨くべき方向に向けられているかを確認すること、これがとても大切です。

## 鏡を見て歯みがきしてみよう

**歯みがきにどんなに時間をかけても、歯ブラシの毛先が磨くべき方向を向いて当たっていなければ、プラークは除去できません。**

鏡に向かうのが恥ずかしい、面倒だ、などとグダグダしている場合ではありません。効率よく、かつ効果的に歯を磨くために、まず鏡の前に立ちましょう。

**鏡を見ながら、毛先が歯と歯肉の間に当たっていることを確認しながら、1本1本丁寧に磨く、この基本が何よりも大切なのです。**

そして、鏡を見ながら歯を磨いていると、どんなに頑張っても歯ブラシだけで全てのプラークを除去するには限界があることに気が付くはずです。

そうです、磨かなくてはいけないもう一つの部位である「歯と歯の間」。

「歯と歯の間」は、歯ブラシ単独では掃除が行き届きにくい部位です。そこで、デンタル

## ただみがくだけではダメ！
### ——歯と歯肉の境目を磨くポイント

**歯と歯肉の間に向かって
歯ブラシの毛先をしっかりと向ける**

まず「鏡を見る習慣」をつける

鏡をよく見て、
歯ブラシの毛先が磨くべき方向に
向けられているかをよく見る

毛先が歯と歯肉の間に
当たっていることを確認しながら、
一本一本丁寧に磨く

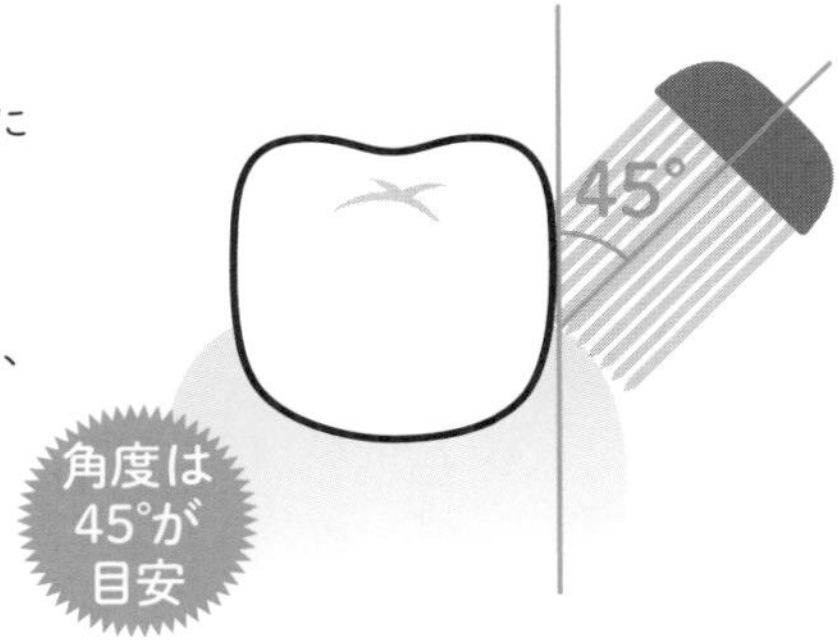


### 歯周病予防に向けた正しい「歯みがき」の要点

1. プラークを取り除くことが目的
2. 重要なのは「歯と歯ぐきの境目」「歯と歯の間」
3. 歯ブラシに加え歯間清掃器具の併用が必須

フロス、もしくは歯間ブラシといった歯間清掃器具の登場となるわけです。

プラークは、歯ブラシ単独では約60％しか除去できないこと、そこにデンタルフロスによるケア、もしくは歯間ブラシによるケアを追加すると、いずれも約95％ものプラークが除去できることは、第1章でお話しした通りです。

私たちが取るべき策はただひとつ。プラークが歯石へと変わって手遅れとなる前に**1日1回、歯ブラシと歯間清掃器具による丁寧な歯みがきを行う**ことです。

つまり、短時間で歯ブラシだけでさっと終わらせるような歯みがきを1日3回やっても、あまり意味がないのです。そうするよりも、1日1回十分な時間をとり、歯間ブラシなどを併用して磨く、これこそが歯周病に効果的な歯みがきです。

そしてもうひとつ重要なのが、口の中の状態が各自異なる点にも留意することです。例えば、歯並びの悪い人ならば、歯と歯の重なった部位にプラークが必然的につきやすい、など気をつけるべきポイントが異なります。

ですから、一人ひとりの口の中の状態に合わせた歯みがきの仕方があります。使用する歯ブラシなどの道具についても、各人の口の中の状態によって適切なものが異なってきます。

**そこで、千差万別である歯みがきの仕方や道具についてアドバイザー的役割を担うのが、歯科医師及び歯科衛生士なのです。**

みなさんも、かかりつけの歯科医院を見つけていただき、一度口の中を診てもらった上で、自分に適した歯ブラシや補助道具を教えてもらうことをお勧めします。

## プラークコントロールは、プロフェッショナルケアで完成する

そして忘れてはいけないのが、「プロフェッショナルケア」です。

「プラークコントロール」は、日々の正しい歯みがきであるホームケアに加え、定期的な専門家によるプロフェッショナルケアによって完成されます。

なぜなら、どんなに歯みがきが上手であっても、磨き残しは必ずあります。それに、万一思わぬところで病態が悪化している場合でも、定期的に通院していれば早期発見することができます。歯周病は進行性の病気であるため、発見が遅れれば遅れるほど歯を失うリスクが高くなります。全ての病気に共通しますが、「早期発見、早期治療」が重要です。

**通院頻度に関しては、春夏秋冬に1回ずつと3カ月おきが目安となります。**その理由は、

口の中は、全身の健康状態と連動していて、それに伴う影響を受けやすいからです。例えば、服用する薬を変えただけでも、その変化はすぐに口の中に現れ、トラブルの原因になることがあります。

また、歯周病菌はクリーニングをしてから約3カ月を境に急増するといわれていることからも、３カ月サイクルでの通院が一つの目安とされています。ただし、年齢や口内の状態によってもその間隔は前後しますから、かかりつけの先生に従うようにしてください。

もう一つ、定期的に歯科医院に通院することを勧める理由として、ホームケアのモチベーションを上げるという点があります。ダイエットもそうですが、一人で頑張っていても、モチベーションを持続させることは難しいものです。

そこで、年間のカレンダーに、歯科医院への通院を一つのイベントとして組み込んでおくのです。モチベーションが下がってそろそろサボり始めた頃、ちょうどイベントが来る――こう設定しておけば、その日を境に、また気持ちを新たに頑張ろうと思えるはずです。

私たちはみな、口腔ケアと生涯にわたって付き合っていかなくてはなりません。

一人で頑張る必要はありません。上手に歯科医院を活用すればいいのです。

## 正しい歯ブラシの選び方――かたさは「ふつう」を選ぶ

歯ブラシは、どれを選べばいいのか悩まれる方も少なくないのではないでしょうか。これだけ多くの商品が並んでいると、どれがいいのだろうか……と悩まれるのは当然です。

歯ブラシを選ぶ際の重要なポイントは主に3つです。

**1. 使用する「目的」**

**2. 自分に合った「ヘッドの大きさ」**

**3. 歯ぐきの状態に合わせた「毛のかたさ」**

まず、最も大切なのが使用目的です。各メーカーは、使用する「目的」毎に毛先の形を変化させたりと、工夫を凝らしていますから、その目的に合った歯ブラシを選ぶことで効率的に歯みがきすることができます。

その次に、個人個人の口の中の状態に合わせて、「ヘッドの大きさ」と「毛のかたさ」を選びます。

では、具体的な「目的」に合わせて、どのような歯ブラシを選べばいいのか、ご紹介しましょう。

## 1．歯周病予防や改善のための歯ブラシ

歯周病対策用の歯ブラシというと、毛のかたさは「やわらかめ」と考える方が多いかもしれません。しかし極端に柔らかいものはコシがないため、歯や歯肉に当たると毛が寝てしまい、プラークを落とすことができません。**基本は「ふつう」の毛のかたさを選びましょう。**ただし、歯肉の腫れや出血、歯の根が露出していてしみる場合には、「やわらかめ」に変更します。歯肉からの出血などが改善したら「ふつう」のかたさの歯ブラシに戻していきましょう。

もう一つ大切なポイントが、**ヘッドが小さいものを選ぶ**ということです。歯ブラシのヘッドの大きさに関しては、一般的には、頭部の長さが２歯分程度が口の中で操作しやすいとされています。また、歯と歯ぐきの境目を意識して細かく磨くためには、細めのヘッドが適しています。なかでもお薦めは毛束３列のものです。

## 2．虫歯予防のための歯ブラシ

**虫歯予防、もしくは現在虫歯でお悩みの人も、毛のかたさは「ふつう」が適しています。**プラークをしっかりと落とすことが大切なので、やわらかくてヘッドが細すぎるものは適していません。

「かため」を選ぶと、プラーク除去の効率は高くなりますが、慣れていない場合、歯肉や

エナメル質を傷つけることになりますから、注意が必要です。

また、虫歯予防も歯周病予防と同様に、**歯ブラシのヘッドは「小さめ」を選ぶといい**でしょう。ヘッドが大きいと手前やサイドは磨きやすいですが、奥歯は届きにくいです。このため、ヘッドが小さい歯ブラシをお薦めしています。

歯周病予防、虫歯予防のどちらにも共通して言えるのが、柄は「まっすぐ」なものが適しているという点です。「何の工夫もなさそうだ」と選択肢から外していた人がいるかもしれませんね。でも、ストレートな柄でシンプルなものは持ちやすく、また細かく磨きやすいのです。しかし、高齢者など「手に力が入らない」「しっかりと握れない」という人には、握りやすい太めのハンドルが適しています。

また、**素材は必ずナイロン製**を選んでください。動物の毛を使用した歯ブラシとしては、ブタやウマなど天然毛のものがあります。しかし、水はけがよく衛生的で、また素材の安定性、清掃効果にすぐれている点から、一般的なナイロン毛がお薦めです。

最後に確認しておきたいのが、歯ブラシの交換頻度です。

**1日に数回磨く場合は、約1カ月に1回交換することを目安にしてください。**歯ブラシを裏から見て、毛先が飛び出して見えたら交換時期です。

見た目ではわかりにくくても、歯ブラシの毛は、使うたびに弾力や反発力が低下します。

ライオン歯科衛生研究所の調査によると、新しい歯ブラシを100%とした場合の相対プラーク除去率は、毛先が少し開いた歯ブラシの場合で80・8%、毛先が開いた状態では62・9%に下がることが報告されています。

毛先の状態の悪い歯ブラシで歯を磨くことは大変非効率ですから、定期的に歯ブラシを交換するようにしましょう。そうすることは、歯ブラシ自体を清潔に保つことにもつながります。

## デンタルフロスに歯間ブラシ、糸ようじ……オススメはどれ？

歯ブラシについて説明をしてきましたが、歯ブラシだけではプラークは取りきれません。そこで、清掃補助器具の出番です。

ところで、日本で清掃補助器具というと「歯間ブラシ」が主流だと思います。持ち手がついていて、使いやすいですよね。

しかし、実は**歯間ブラシは歯周病が進行していて「歯肉が下がってしまった人向け」**なのです。**子どもや歯肉が下がっていない健康な人は、歯間ブラシを使うと歯肉を下げてしまうので、デンタルフロスが適しています。**

もちろん、「糸ようじ」のタイプでも構いま

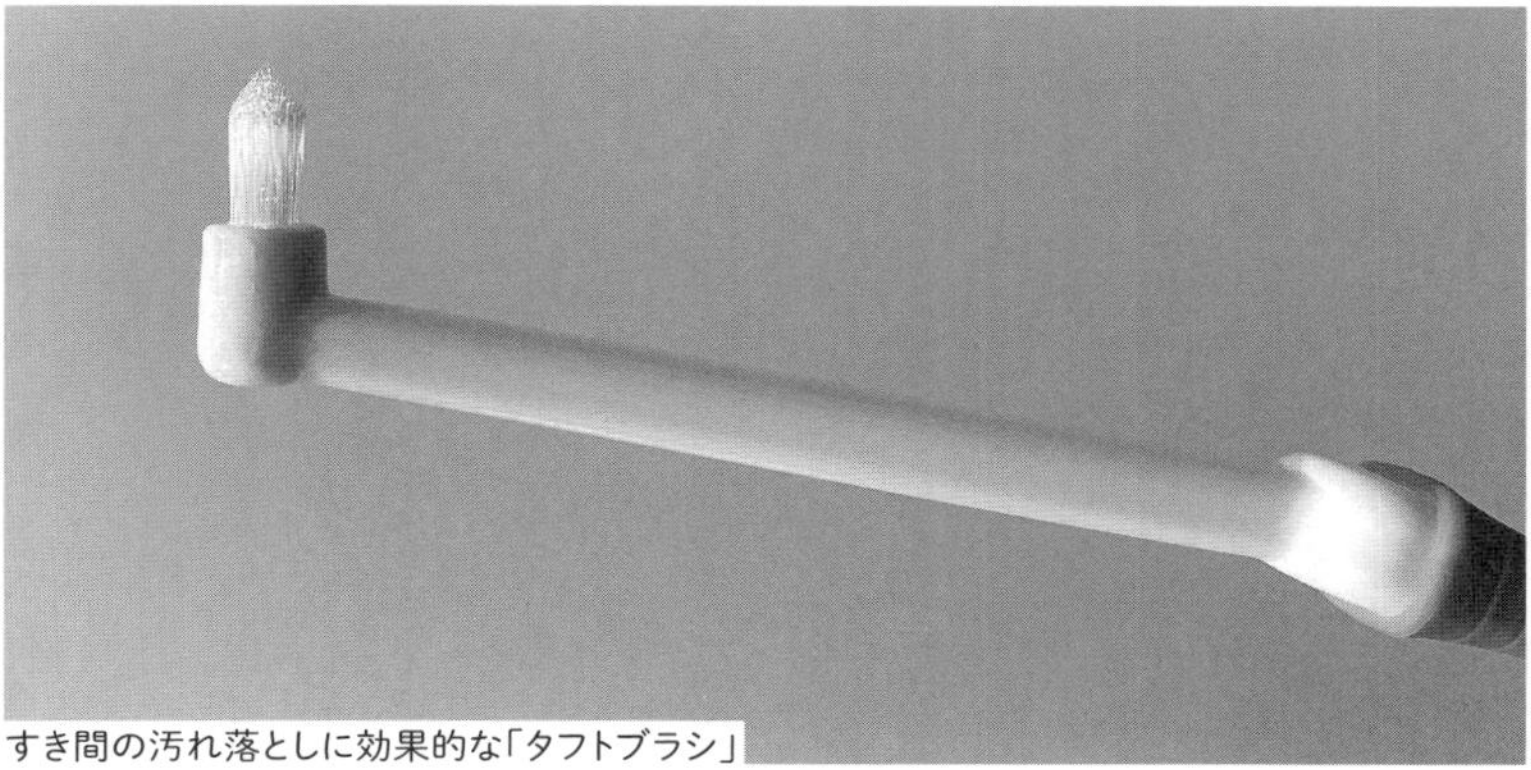

すき間の汚れ落としに効果的な「タフトブラシ」

せん。

ちなみに、子どもの虫歯は歯と歯の間に頻発します。その予防にもデンタルフロスが必須なのです。

歯間ブラシのサイズに関しては各種ありますが、無理なくすっと入り、出すときにわずかな抵抗があるものが適切な大きさです。歯間のすき間の大きさや使用部位によって、使用するサイズを使い分けるといいでしょう。

重要なことは、**デンタルフロスと歯間ブラシ、どちらの場合でも、歯と歯の間に通すだけでは全く意味がないということです。歯と歯の間に入れたら、歯面に沿わせる**ことがポイントです。つまり、「歯」にきちっと当てる、このことをまず強く意識してください。

歯と歯の間には、「2つの面」があります。片方の歯ともう片方の歯の2つの面です。つまり、一カ所につき必ず2つの面を磨くことになります。これが正しい清掃補助器具の使い方です。そしてもう一つ、歯間ブラシを使う際、みなさん無意識に磨きやすい唇側から毛先を入れているのではないでしょうか。しかし、反対にあたる舌の側からも、歯間ブラシを入れることを忘れずに行ってください。

最後に、ご存じの方は少ないかもしれませんが、「タフトブラシ」についてご紹介します。「タフト」とは「束」の意味で、ヘッド部分に一束の毛が植えられているものです。歯ブラシだけでは除去しにくい奥歯の裏や、歯並びが悪いところで歯と歯が重なっている部分、あるいは矯正装置が付いている場合などに、効果的な補助ブラシです。

背の低い親知らずや、子どもの歯の生え変わりの時期によくある、歯に歯肉が被って汚れが取りにくいといった箇所の仕上げ磨きにもタフトブラシは適しています。

これらは、歯周病治療には必須の器具ですので、まだ使ったことのない人は是非ともお使いになることをお薦めします。

都市伝説・勘違いを正す！Q&A

## 4 電動歯ブラシ、どれを選べばいい？

**じっくりと時間をかけて歯を磨く暇がない、自分では上手に磨けない、そんな方にお薦めしているのが電動歯ブラシ**です。すでに愛用中の方もいらっしゃるでしょう。

正しく磨けている限り、手みがき、電動、どちらが優劣かを競う必要はありません。

ただ、年をとるにつれて、歯ブラシの動かし方がおおざっぱになったりと、知らぬ間に、手先の細かい動きが難しくなり、歯をうまく磨けていないことがあります。脳梗塞などで手の動きが不自由な方もいるでしょう。そんな時こそ電動歯ブラシの出番です。

私はもっぱら手みがき派ではありますが、最近の電動歯ブラシは機能も進化して、歯を電動で磨くだけではなく、手みがきではできない、それ以上の効果を付与したものも開発されています。ですから、なかなか自分ではうまく磨けないと感じる方は、電動歯ブラシを取り入れることで、効果的にブラッシングをすることができます。

では、電動歯ブラシの種類を見ていきましょう。

大きく分けて、電動型、音波型、超音波型の３種類があります。以前は、超音波型の電動歯ブラシもありましたが、今現在、市場に出回っているもののほとんどが電動型か音波型のどちらかになります。

### 1. 電動型歯ブラシ

その名の通り、電気で自動的に動く歯ブラシのことです。ブラシの振動によって、歯に付着したプラークを除去します。丸いヘッドが回転するタイプ、手みがきと同じ歯ブラシ型のヘッドが前後運動するタイプがあり、ブラシが複雑に動くものほど高価になります。

## 2. 音波型歯ブラシ

「音波」とは、振動により物と物が接触した時に発生する音（波動）のことです。音波型歯ブラシは、電動歯ブラシ本体から発生する音波と、口の中の水分との接触によって生み出される、高速の水流によってプラークを除去する電動歯ブラシです。

音波振動によって発生した水流により、ブラシの毛先が接していない数ミリ先の周辺部分の汚れまで落とすことができるとされています。

また、音波が細菌に直接作用することにより、細菌と細菌の頑固なネットワークを破壊するとも言われています。

電動歯ブラシは、売り場に行くとたくさんの種類が並んでいて、価格帯も安いものから高いものまで様々ありますから、迷ってしまいますよね。

そこで、おすすめできる商品とその理由をご紹介します。

**歯周病の人は、音波型歯ブラシをおすすめしています。**

予めお伝えしますが無名ブランドや安価なものは避けたほうがいいでしょう。安価なものを使うくらいであれば、手みがきしましょう。電動歯ブラシを選ぶ決め手は、やはり機能です。毎日使うものですから、せっかく購入するのであれば少し高くても良いものの購入をお薦めします。

また、**電動歯ブラシのヘッド交換は、多くの場合2〜3カ月毎が適切**です。ヘッドは消耗品ですから、ランニングコストも考慮して商品を選ぶようにしてください。毛先が開いた状態のものを使用していると、清掃能力が極端に落ちてしまいます。

ここに、いくつかお薦めのものをご紹介いたします。

### フィリップス「ソニッケアー ダイヤモンドクリーン ディープクリーンエディション」

「ソニッケアー」の名前は、一度は耳にしたことがあると思います。音波によって磨きにくい場所のプラークまでも破壊しますから、磨いた後はツルツルの歯を実感できます。海外・国内も含めて、数多くの論文でソニッケアーは歯周病の炎症を改善させると実証されています。根拠に基づいた効果があるので歯科医師、および歯科衛生士の購入率が一番高いのも納得できます。ただし、替えのブラシ（ヘッド）のコストが高いという欠点があります。

### オムロン「メディクリーン HT-B304」

特に女性にお薦めしたいのが、この音波型電動歯ブラシです。初めて電動歯ブラシを買うならこの一本はお薦めです。重さが他の電動歯ブラシに比べ半分ほどであり、使っていて負担を感じません。また、オムロンの電動歯ブラシの特徴に、角度が付いているため奥歯がみがきやすいことも挙げられます。他の有名ブランドのメーカーと比較して本体および替えのブラシの価格が安く、電動歯ブラシの入門者にとってハードルの低い製品と言えます。

### ブラウン「ブラウン オーラルB iOシリーズ」

ドイツのエンジニアリング技術を取り入れた回転型の電動歯ブラシです。独自の３Ｄ丸型回転歯ブラシを用いた超高速クリーニングで、歯の表面に付着したプラークを取り除きます。ソニッケアーなどの音波型歯ブラシとの違いは、歯と歯の間に直接ブラシを入れてプラークをかき出すという点です。しっかり磨いている感を好まれる人に向いています。

以上、ご紹介させて頂きましたが、実際に手に取って、価格帯も含めご自身に合ったものを選ぶようにしてください。どれを使うにしても、使用上気を付けることとしては、タイプ毎にブラシの当て方や動かし方、1カ所に当てる時間も異なりますから、説明書に基づいた正しい使い方を守るということです。

また、歯みがき粉を使う場合は、研磨剤の入っているものは控えるようにしましょう。

**ポイント**

**安価なマイナーなものを避け、説明書に沿って正しい使用法を守ればOK**

都市伝説・勘違いを正す！Q&A

## 5　洗口液は歯みがきいらず？選ぶ基準は？

「リステリン」「モンダミン」「GUM」など豊富な種類がそろった洗口液ですが、これを「時間がなくて歯みがきができないから」と、歯みがきの代用品として使用している人が多いようです。中には「洗口液でうがいをすれば、歯みがきしなくて大丈夫」と思っている方もいらっしゃるようですが、それは大いなる勘違いです。

そもそも、いわゆる洗口液には、「洗口液」と「液体歯みがき」の二つがあります。見た目や商品名だけでは洗口液か液体歯みがきかを判別しにくいものが多いのですが、二つは全くの別物、コンセプトが異なります。洗口液は「歯みがきとは別に使う」もの、一方、液体歯みがきはその名の通り「歯みがきするため」のもので、簡単にいうと歯みがき粉の一種です。つまり、歯ブラシを使った歯みがきをするために使うことが前提となっています。ですから、液体歯みがきでぶくぶくうがいをされても、期待されるような効果は得られません。

もう一方の洗口液も液体歯みがきと近しきことが言えます。歯みがきをせずに単独で洗口液を使っても効果は薄いのです。その理由は、本章でも述べましたが、細菌の塊であるプラークは、歯にべったりとくっついており、一度付着してしまうと、どんなに高性能の洗口液でうがいをしたとしても容易に剝がれることはないからです。また、プラーク表層の細菌ならまだしも、プラークの深部にいる細菌まで薬剤が到達することは、容易ではありません。

ですから、洗口液は歯みがきに代わることはありません。歯みがきをした後に洗口液を使う、歯みがきとセット、これが洗口液の理想的ともいえる正しい使い方です。洗口液は、あくまでも歯みがきの効果を補完するものであり、そういった目的で用いるならば、洗口液は十分に効果があるといえます。

## 洗口液の正しい選び方

では、洗口液の選び方についてです。洗口液は、配合されている薬効成分の性質、すなわち「付着」タイプのイオン系の殺菌成分を含むものか、「浸透」タイプの非イオン系の殺菌成分を含むものかによって、二つに大別することができます。

前者のイオン系殺菌成分は、歯の表面やプラークの表面に付着して、持続的に殺菌効果を発揮します。しかし、プラーク内部の細菌に浸透しにくいという欠点があります。具体的には、塩化セチルビリジニウム（モンダミン、ガム・デンタルリンス）や、塩化ベンゼトニウム（ネオステリングリーン）、グルコン酸クロルヘキシジン（コンクール）等がイオン系殺菌成分にあたります。

一方、後者の非イオン系殺菌成分は、細菌叢（細菌の塊）に浸透しやすいという利点がありますが、殺菌効果の持続性という点で劣るという欠点があります。非イオン系の殺菌成分の入った商品は、イソジン（ポビドンヨード）や、リステリン（エッセンシャルオイル）などです。

つまり、どのタイプの洗口液を選ぼうかと悩んだら、プラークがしっかり取り除かれている歯みがき直後に用いるのであれば、殺菌効果を持続させるのに有利なイオン系殺菌成分を含む洗口液を選びましょう。一方、歯みがき後の磨き残しが疑われる場合、あるいは、歯を磨いてから少し時間がたった場合、最悪、歯みがきする時間がないという場合には、非イオン系殺菌成分の洗口液が効果的ということになります。

## 口臭予防ならミントやハーブより効果的な2つの成分

最後に、口臭予防に有効な薬効成分についても触れておきましょう。口臭対策には歯周病を治療することが最重要であることは第5章で述べます。そういった意味では、上述した殺菌成分を含むような洗口液は口臭予防にも効果があるといえます。しかし、より高い消臭効果を求めるのであれば、それに特化した成分があります。それが、亜塩素酸ナトリウム[＊30]（イキレイ、シーエルオーツーフレッシュ）や塩化亜鉛[＊31]（ハイザック）です。

特に、亜塩素酸ナトリウムは日本では食品添加物として指定されている成分であり、口の中で二酸化塩素となり、口臭の直接の原因物質である揮発性硫黄化合物（第5章参照）に作用して分解するため、口臭に強力な消臭効果を示します。こうした亜塩素酸ナトリウムや塩化亜鉛を含む洗口液やペースト等は、実際に口臭の専門外来で用いられています。

その一方で気をつけなくてはいけないのは、ミントやハーブ、果実などの香料の強い洗口液です。強いミントなどの香り等でその場のにおいを覆い隠すことをマスキング作用と言いますが、このマスキング作用は、すっきりとした爽快感から、口臭が消えたかのような錯覚を覚えます。

しかし実際のところは、強い香りで口臭を覆い隠しているだけで、口臭自体はほとんど消臭されていないことがよくあります。

繰り返しますが、口臭の最大の敵は歯周病です。洗口液に頼ることなかれ、日々のブラッシングこそが爽やかな息への近道なのです。

一見するとどれも同じように見える洗口液ですが、使用目的やスタイルに合わせて適切なものを選択されるといいでしょう。

**ポイント**

**洗口液は正しく選べば効果あり。ただしブラッシングは必須。**

都市伝説・勘違いを正す！Q&A

6

## 電子タバコ（加熱式タバコ）は歯周病を悪化させるって本当？

**俗に言う「加熱式タバコ」＝電子タバコ・iQOS（アイコス）などに変えたことで歯科医院に飛び込んでくる患者さんが急増中です。**

「電子タバコを吸い始めたら、歯ぐきが痛くなった。酷いときには出血もある」「電子タバコに替えたら歯周病になってしまった」などと訴えます。

紙巻タバコが、歯周病の主要なリスクファクターであることは本章で既に述べた通りです。**喫煙者は非喫煙者と比較して、2～8倍も歯周病にかかりやすいことが明らかとなっています。**その原因には、紙巻タバコに含まれるタールとニコチンが関与しています。

具体的には、喫煙によってタールが口の中の粘膜に吸収されると、だ液の分泌量が減少し、歯周病の原因であるプラークや歯石が歯に付着しやすい環境が形成されます。そこに、血管を収縮させる作用を持つニコチンが加わることによって血液循環が悪化し、歯ぐきに酸素や栄養が十分に供給されなくなり、歯周病が進行、悪化しやすい状況となります。

一方、電子タバコは悪玉であるタールを大幅に減らしています。にもかかわらず、歯科診療の現場では「電子タバコに替えたら歯ぐきが痛くなった」という一見すると逆の現象が起こっています。

何故でしょうか。実は、タールは身体に有害作用を示す一方で、「炎症を抑える作用(抗炎症作用)」や「抗ウイルス作用」を持っているのです。実際、タールは風邪や、インフルエンザに対して予防的な治療作用を持ちます。その延長線上で、タールは歯周病に対しても治療的な一面を発揮するのです。つまり、タールが多く含まれる紙巻タバコを日常的に喫煙していると、歯周病によって生じる歯ぐきの痛みや腫れといった症状が、タールの作用によって知らず知らずのうちに抑えられてしまっているのです。

喫煙者の多くは歯周病を抱えています。しかし、タールの作用により、その症状に気付きにくい状況になっています。このため、たとえ歯周病が重度に進行していたとしても、痛みを感じることが少ないのです。

ですから、電子タバコに替えたことにより歯ぐきが痛くなったのは副作用ではありません。正しくは、タールが削減された電子タバコに切り替えたことにより、もともと患っていた歯周病由来の歯ぐきの痛みや腫れを抑えることができなくなり、その症状が顕在化したのです。

もしみなさんの中に**「従来の紙巻のタバコから電子タバコに替えてから歯ぐきが痛むな……」という違和感がある方がいらっしゃいましたら、十中八九、歯周病に罹患している**と考えられます。早急に歯科医院の受診をお勧めいたします。

ホント

## 電子タバコ（加熱式タバコ）は騙していた歯周病の痛みを表面化させる

SPECIAL INTERVIEW

## 堀江貴文

実業家・予防医療普及協会委員会理事

### 僕が真剣に歯周病と口臭予防の啓発活動に取り組む理由

**Horie Takahumi**

1972年生まれ。一般社団法人予防医療普及協会委員会理事

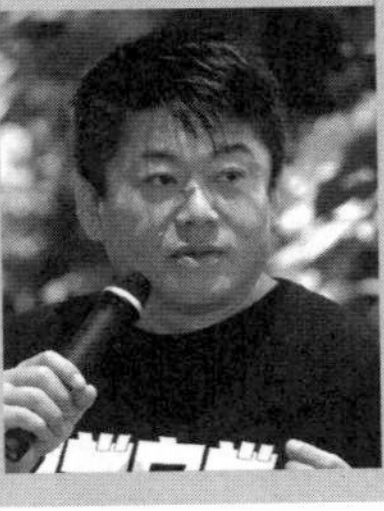

## 口が臭い人、歯が汚い人は「意識が低い」

**――堀江さんは日頃から歯や口臭に関する言及が多く、予防歯科の啓発活動にも熱心に取り組まれていますよね。そんな堀江さんの日本人の歯や口臭に対する印象をお聞かせください。**

口が臭い人、多いですよ。めちゃくちゃ多いですよ。口が臭いにもかかわらずほったらかしにしている人は、そうとう意識が低いのでしょう。口臭の原因は、多くが歯周病ですよね。

**――その通りです。口臭の原因は、ほとんど歯周病です。**

口臭は夫婦や家族でも指摘しにくい問題だから、放置されてしまう。自覚もない。だから、これを解決するツールとして、理事を務める予防医療普及協会から「くちくさえもん」をリリースしました。これは「あなたの口は臭いですよ」と匿名で通知できるサービスで、本人に口臭を自覚してもらうものです。おふざけではなく、口臭を取り除きたいという動機から意識が変わり、歯周病の治療に取り組むなど口の中の健康に結びつけていけたら、すごくいいなと。

じつは僕は「意識が低い系」だったんで、意識が高くなる過程を経ているんですよね。

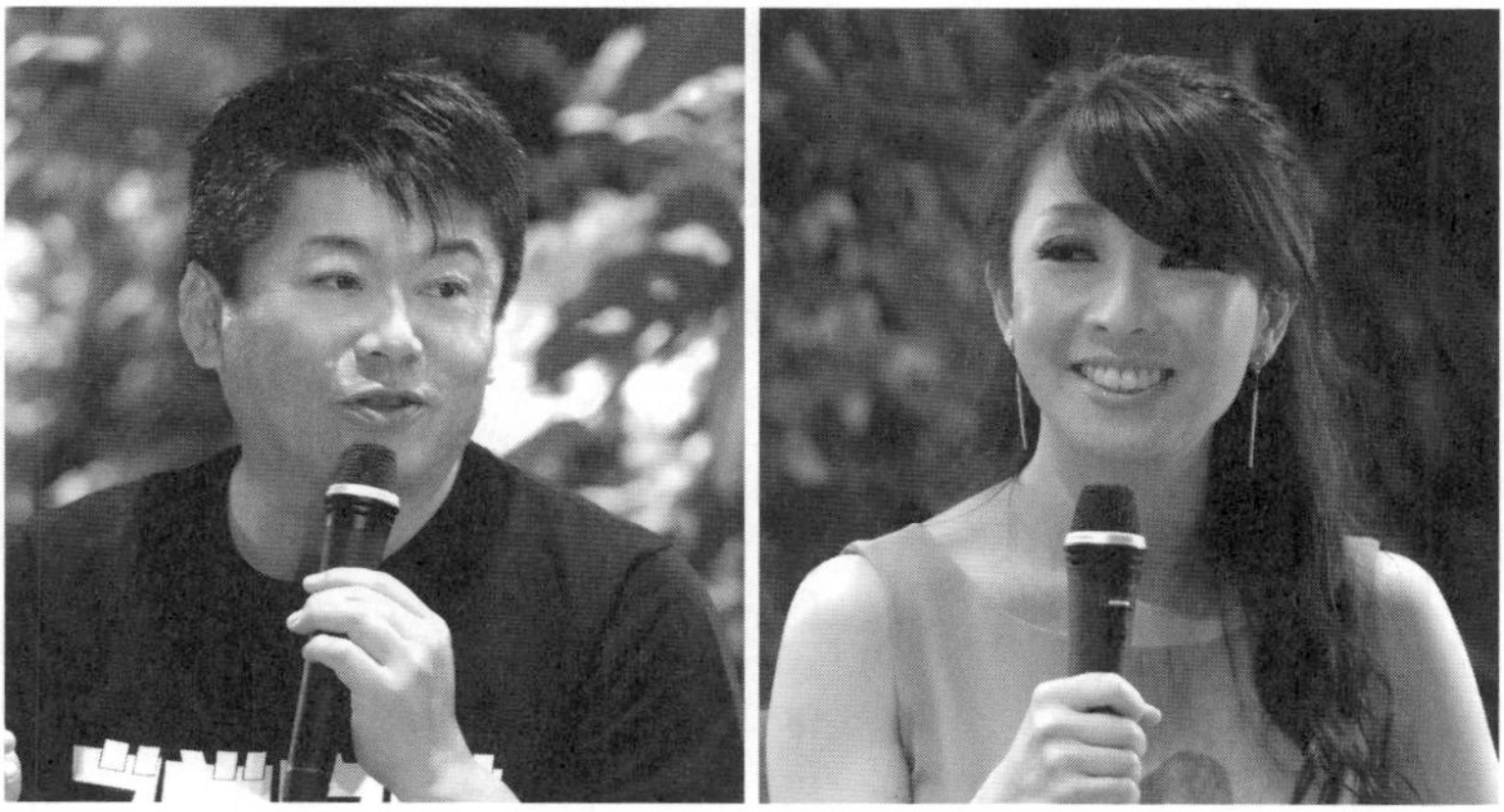

堀江貴文氏との対談は、予防医療普及協会が運営する「予防医療を習慣化するサロン〜未来の健康をつくる」オンラインサロンのトークイベント「〜口腔ケア・歯周病について〜」で実施された。

僕自身がそうだったので、なんで意識が低いのかも、その人たちの気持ちもわかります。そもそも若い頃は、歯周病を知らないから、気にならない。歯に関して何か注意されるとしたら虫歯のことですし。

**――堀江さんは、「予防医療普及協会委員会」を立ち上げて歯周病予防の大切さを発信しています。口腔ケアが大切だと考えるようになったのは、なぜですか。**

実は、虫歯が原因で前歯の1本だけインプラントなんです。初めて永久歯の虫歯で治療したのが10歳ぐらいで、1回だけ歯医者に行ったけど痛みがなくなったら行かなくなったんです。でも、最後までしっかり治療しなかったことが原因で、大学生のときに膿の袋ができてしまったんです。

それで大学の保健センターへ駆け込みました。パンパンに腫れて手術が必要で、死ぬほど痛いのに、この先生が「ブラッシングができるようになるまで、手術しないから」と厳しくて厳しくて……。そこでブラッシングやフロスを教えてもらいました。手術がうまい先生で、神経は抜いたものの歯は残ったんですけど、弱くなっていたらしく数年後に折れちゃって。それでインプラントにしました。

でも、それも一筋縄では行かなかったんですよ。膿ができていたときに、顎の骨が溶けていたので、最初は人工骨が必要かもしれないと言われながら何とかインプラントを入れることができて。でも、そうした苦い経験がきっかけで、ブラッシングやフロスも覚えたし、「歯を大事にしよう」という意識がどんどん高くなりました。今では、就寝中はだ液が減り口内に細菌が繁殖しやすいので、夜と朝にしっかりと磨くようにしています。

## 意識を変えてくれた腕のいい歯科医との出会い

——歯周病については、いつから意識が変わりましたか。

２００６年頃、捕まって拘置所にいたんです。親知らずが虫歯になって拘置所内の歯科に行ったんですけど、「ここじゃ抜けないから我慢しろ」といわれて。出てから弁護士に紹介してもらった先生が、親知らずを抜くのがめちゃめちゃうまい先生で。

**――親知らずの抜歯技術は歯科医師によって雲泥の差があります。**

その先生は、治療が早いんですよ。治療の予約枠は1時間あるのですが、10分で治療が終わってしまうんです。で、残りの50分が、説教のような話です。診察台で横になっているからスマホも見られないし、先生の話を聞かざるを得ないんですよ。「テレビに出ているタレントの歯並びが悪いから、一般人の意識も低いままなんだ」とか。もちろん、歯周病や歯のクリーニングのレクチャーもしてもらいました。それまで僕もフロスは使っていたんですけど、「堀江さんも30代になったんだから、そろそろ歯周病を意識して歯間ブラシもやろう」って勧められて。フロスは、どちらかというと虫歯予防のためですよね。歯周病対策には歯間ブラシじゃないですか。

かかりつけの歯科医師とこんなコミュニケーションをしているうちに、自分でも関心を抱くようになり、歯周病の知識もどんどん増えていきました。朝晩しっかりブラッシングするのに加え、就寝前に歯間ブラシやデンタルフロスを使って歯のすき間の歯垢を必ず取っていますよ。

**――確かに歯間ブラシは歯周病予防に最適。特に歯ぐきが下がっている人には不可欠。**

だから、そこをもっと啓発しないといけないはずなんです。日本人の成人の約8割は歯周病に冒されているというのに、歯間ブラシを日常的に使用している人はまだまだ少数。
ビジネスの視点でも、歯間ブラシのマーケットは大きな成長が見込めると思いますよ。
デンタルケアに関わるメーカーは歯ブラシや入れ歯洗浄剤の宣伝もいいですが、口腔ケアや歯科検診の重要性をもっと広報活動するべきだと思います。

## 歯周病と糖尿病は「痛くないから手遅れになる」

**——私も歯間ブラシの使用や、ひいては歯周病の恐ろしさを訴えていますが、歯科医師ひとりが言っていても、なかなか響きませんね。堀江さんのお知恵を借りたいところです。**

先ほどの僕がお世話になっている先生の話で非常に納得したのが、「虫歯は治せるから大したことないんだよ。しかも痛くなったら歯医者に来るから」という話です。虫歯は痛くなるから、普通は抜けるほど悪化する前に我慢できず歯医者に治療に行くので深刻になりにくい。一方で、歯周病は痛くないので、知らず知らずの間に歯ぐきが下がって、いつの間にかボロっと抜けちゃうから危ないんだという話です。

これはサイレントキラーと呼ばれる糖尿病に似ていると思います。糖尿病は末端の血管が詰まって末梢神経がやられ、血が巡らなくなって組織が死んでいく。だけど糖尿病そのものは痛くないんです。だから気がついたら足が真っ黒になっていて、切断することになったり、失明、人工透析などの悲劇が待っていたりします。だから啓発のために「糖尿病の不都合な真実」という映画を作ることにしたんですが、歯科版は作りようがない。

**――なぜですか。**

みんな「おじいちゃん・おばあちゃんになったら入れ歯になる」って思っているからです。実は僕もそう思っていた。歯が抜けるのは自然な老化現象だと。だから映画で、「80歳で総入れ歯になっています、情けないでしょう」と言ったところで、「当たり前じゃないの?」って観ている人は思ってしまう。でも、多くは歯周病が原因で入れ歯になっているわけです。だけど、歯周病の原因である菌って見えるものではないので説明も難しい。だから、映画とは違うアプローチをするべきだと思いますね。

## 歯に無関心な人々を生む日本の保険制度の問題点

**――どんなアプローチが有効だと思いますか。**

もっと、過激にやったほうがいいと思います。例えば臭いと黄色くなるマスクとか。そんなの着けていたら、すごく恥ずかしいでしょ。口が臭い人は入れないパーティーとか。あとは営業マンを対象に「口が臭い人は営業成績が低い」「あなたの口臭を改善するだけで成績が20%上がります」ってセミナーをやって、「くちくさえもん」で測定する。そういうインセンティブがあれば、歯周病の罹患率を下げられると思います。

**――なかなか過激ですね。**

ありとあらゆる手を使っていかないと変わらないですよ。歯科検診に行かないばかりか、歯を磨かない日があるような人も少なくないですが、この人たちの行動を変容させるのは並大抵のことじゃない。

僕は多くの日本人が歯周病対策や口腔ケアに無関心なのは、現状の保険制度に問題があると考えています。ですから、政治家に働きかけるのも大事です。歯周病がいかにヤバいか、日本人が臭いかというエビデンスと、対策によって医療費が削減される試算を厚生労働大臣や議員に持っていくといい。

何度も言いますが歯周病って怖い病気で、歯が抜けると認知症になる確率が大幅に上がるんですよ。合併症としては糖尿病にかかる可能性もある。歯の毛細血管から体中に歯周病菌がまわってしまい、心筋梗塞の原因になるなど万病の元になることが判明してきた。病気以外にも、そもそも総入れ歯になったらＱＯＬ（Quality of Life＝人生の質）がものすごく下がります。こんな怖い歯周病に日本人の成人の多くがかかっていて、でもそれが口腔ケアで防げるのなら、もっと口腔ケアに関心を持たせるべきなのです。

**――歯科の定期検診を受けると一時的に医療費は少しかかるものの、医科も含めた医療費総額は明らかに削減できるという科学的なデータは出ていますね。**

例えば「年に2回以上口腔ケアを受けていないと歯科治療は全額自己負担にする」とかは真剣に検討してもいいと思う。それだけで、状況は相当変わると思います。日本の複雑な健康保険のシステムにメスを入れられるのは、政治家だけです。政治家がいちばん恐れるのは選挙に落ちることなので、口腔ケアの義務化などに賛成する政治家に投票するオピニオンを作りたいですね。

健康寿命を延ばすことと医療費削減は、同時にクリアすることが求められている日本の課題ですよ。歯周病予防と口腔ケアはそのための重要手段です。啓発の方法はいっぱいあるはずですから、今後も予防医療普及協会の活動などでガンガン仕掛けたいですね。

第4章

# 教養と育ちを映す虫歯の数

# 虫歯の正体——おとなの虫歯は子ども時代の虫歯の再発

## 子どもの虫歯は親の責任

**おとなの虫歯は、多くの場合が、子どもの頃につくった虫歯の再発です。**

幼少期の記憶をたどると、親に「歯を磨きなさい」と叱られた情景を思い出す方も少なくないのでは。実は、両親のアドバイスは理に適っていたものなのです。

というのも、永久歯に最も虫歯ができやすいのは、歯が生え始める6歳から20歳までの期間です。逆にそれを過ぎると、よほど口腔ケアを怠っていたケースや特別な事例を除くと、新たな虫歯ができることはほとんどありません。

**つまり、子どもの時に虫歯をつくらなければ、おとなになって虫歯で悩むリスクは低く、年をとってから虫歯が原因で歯を失うことはほとんどない**と言えます。

「おとなになってからも、虫歯で度々悩まされるか」それとも「虫歯とは無縁の生活を送るか」を決定づける重要な時期が、子ども時代なのです。

ですから、**子ども時代こそ虫歯予防が重要**であり、その時に我々おとながどう介入できるか、そこが勝負になります。第1章では子どもの口の中の状況が、その後の人格形成や知能、運動能力に影響を与えるという話をしました。子どもの将来を思うのであれば、歯の健康にも気を配ってあげてください。「子どもの虫歯は親の責任」、そう捉えていただきたいです。また欧米の中流以上の家庭の親なら、それを「当然」と認識していることも申し添えておきます。

## 最も歯の弱い時期にこそ虫歯予防を

もし、あなたに未成年の子がいるのなら、「子どもは虫歯ができやすい」とまずは頭に刻み込んでください。生えたばかりの歯は、構造的に非常に弱い状態にあるからです。

もう少し深く掘り下げて、理由を知りたい方のために説明を続けます。

大人になると、歯の表面は成熟した硬い結晶構造となります。一方、生えたての永久歯は、「幼若永久歯」ともいわれるように、表面の結晶構造が粗造な状態にあります。

これは乳歯でも同様です。**歯が未熟で脆い状態であるため、虫歯菌の侵襲を受けやすい**のです。時間が経過するとともに、カルシウムやフッ素などがエナメル質の表層に取り込まれて結晶性が向上し、硬度が上がっていきます。歯が生えてからおおよそ2年以上経つと、結晶が緻密になり、虫歯になりにくくなっていきます。

また、歯は噛むことを通して少しずつ削られ、全体的に滑沢な面となります。しかし、生えたばかりの歯は隆起がはっきりとしていて複雑な形態をしています。このため、食べ物の残りカスが溜まりやすく、虫歯になりやすいのです。

もう一点、歯が完全に頭を出すまでの期間、「歯肉弁」といって歯肉が歯の一部に覆いかぶさっている状態が続きます。特に奥の大臼歯が出るときに最も多いのですが、非常に汚れが停滞しやすい状態が続きます。さらに、歯が頭を出してから完全に出るまでには、半年程度要するため、歯が完全に出ていない間に、虫歯になってしまうような事態が生じることもあるのです。

このように、生えたばかりの歯というのは虫歯になりやすい条件が揃っています。乳歯も同様です。**乳歯から永久歯へと生え変わり、その後、歯が成熟していくまでの期間は、大変虫歯になりやすい**ことがおわかりいただけたと思います。

ただし、**この最も虫歯への感受性が高い期間を乗り越えることができれば、虫歯とは縁のない明るい未来が待っている**ということになります。

## フッ素は虫歯予防に効果あり

では、子ども時代にどうやって虫歯予防をしていけばいいのでしょうか。基本的には虫歯予防も歯周病予防と同じです。「ホームケア」と「プロフェショナルケア」の2つをしっかりと行うことに尽きます。

ホームケアでは、虫歯ができやすい部位を理解しておくことが大事です。

虫歯が最も発症しやすいのは、6歳頃に生えてくる「第一大臼歯の歯が嚙み合う面の溝」です。その予防には、「シーラント」と呼ばれるプラスチックをその溝に埋め込んでコーティングする予防方法が、大変有効です。

また、もう一カ所、どの世代でも共通して虫歯ができやすい部位が、「歯と歯の間」です。「歯と歯の間」といったら登場するのが「フロス」ですね。

歯間清掃器具を使う目的は、歯周病予防だけではありません。歯と歯の間にできやすい虫歯を予防するためにも、フロスは必要不可欠です。

そして、もう一つ、虫歯予防といったら欠かすことのできない重要な役者がいます。

それが「フッ素」です。

ただし、この**フッ素に関しては、歯科医師の中でも賛成派と反対派がおり、様々な情報が飛び交っています**。このため、フッ素には本当に効果があるのかと疑問を抱く方、またフッ素の安全性に関して懸念される方がいらっしゃるでしょう。

実際に私も友人から、「歯医者からフッ素塗布を勧められたが、子どもにフッ素を塗布しても大丈夫か、副作用などはないか」と心配そうに相談を受けました。フッ素に関しては、誤解している方も少なくないと思いますので、ここでお話しさせてください。

## 誤解と嘘だらけの「フッ素情報」

**フッ素塗布、およびそれに準ずるフッ化物応用に危険性はありません。**

フッ素は、地球上のどこにでもある、ありふれた物質のひとつであり、私たちが普段口にしている飲み水や食べ物の中にも「フッ化物」として含まれています。

このフッ化物とは、フッ素が他の元素と結合してできた物質のことをいいます。フッ素は、通常、単体で存在することはほとんどなく、何らかの元素と結合したフッ化物として存在するのが一般的です。フッ素は、単体ですとガラスやプラスチックをも溶かしてしまうほどの強い酸化作用があり、摂取すると猛毒になります。

ですから、「子どもにフッ素塗布させるのは危ない」といったように、フッ素の安全性について懸念される声が後を絶たないのです。

しかし、そもそもフッ素が単体で私たちの体に摂取されることは通常ありません。また、**歯科医院で行われているフッ素塗布で使用されるのはフッ化ナトリウムと呼ばれる安全性の高いフッ化物**です（フッ化ナトリウム＝フッ素とナトリウムが結合したもの。毒性の塩素がナトリウムと結合すると塩化ナトリウム＝食塩になるのと同じようなもの）。

さらに「中毒症状を起こす危険性はないのか」という疑問に対してお答えしましょう。そもそもあらゆる薬、化学物質においても有害量があります。当然、その有害量に達すれば、中毒症状を起こす危険性があります。

しかし、フッ素中毒による嘔吐や腹痛などの症状は、１歳児の一般的な体重（約９kgとする）を基準とした場合、フッ素塗布に用いるジェル（フッ素濃度９０００ｐｐｍ）を、その場で４・５グラムほど飲み込んでしまった場合に起こりうるものです。[*32] 歯科医院で行うフッ素塗布で、それほどの量のフッ素塗布のジェルを使用することは絶対にありません。

ですから、中毒症状を起こす心配はありません。そもそも、今の歯科界の見解として、虫歯予防にはフッ素の応用を推奨する、というスタンスをとっています。
それこそがフッ素の安全性に対する何にも勝る担保と言えるのではないでしょうか。

## 歯の再石灰化を促すのがフッ素

では、どういったメカニズムで、フッ素が虫歯予防効果を発揮するのでしょう。「原理をしっかり理解した上で、安心してフッ素を使用したい」という方のために、そのメカニズムを解説いたします。

歯は酸に弱く、酸にさらされると表面からカルシウムイオンやリン酸イオンが溶け出してしまいます。これを「脱灰《だっかい》」と呼びますが、脱灰は、食事やおやつ、ジュースやスポーツドリンクなど、糖分を含む飲み物などを摂取するたびに起きています。

しかし、通常、そう簡単には歯が溶けることはありません。なぜならば、飲食により酸性に傾いた状態は、だ液の作用によってすぐに中性に戻されるため、溶け出したリン酸イオンもしくはカルシウムイオンが取り込まれてもとの状態に戻るからです。

これを歯の「再石灰化」と呼んでいます。この**再石灰化を促すのが、フッ素なのです**。

フッ素の再石灰化促進効果により、溶け出してしまったカルシウムなどの成分が歯の表面により多く再吸収されるため、初期の虫歯であれば自然治癒することもあります。

さらには、フッ素は歯のエナメル質成分と結合することで、「フルオロアパタイト」という非常に硬い結晶構造をとることが知られています。つまり、歯が再石灰化する際にフッ素が取り込まれ、強固な歯質へと変化することで虫歯に対する耐性を得るのです。

また、フッ素には虫歯菌が出す酸の量を抑える働きもあります。虫歯菌の出す酸の量が抑えられることで歯が溶けにくくなり、その結果、虫歯予防へとつながるのです。

特に、生えたばかりの歯は、歯の表面の結晶構造が粗造であるために、虫歯菌の出す酸に対して非常に感受性が高い状態にあります。そこへ、歯質を強化するフッ素を供給してあげることは、虫歯予防にとって非常に大きな意味があります。

さらに、ここで重要なのが、**生えたての歯は表面の結晶構造が粗造であるがゆえに、一生のうちで最も盛んにフッ素の吸収を行うことができる**という点です。

ですから、**乳歯の生え始めから永久歯へと生え変わるタイミングこそ、フッ素応用が最大に効果を発揮する時期であり、この時期にフッ素を活用しない手はないのです。**

都市伝説・勘違いを正す！Q&A

## 7 歯みがき粉は不要？効能のあるものは使ったほうがいい？

ところで、「歯みがき粉はつけないほうがいい」と言われたことがありませんか。

これは「泡だらけになると、じっくり磨けない」、もしくは「ミントなどの香料による清涼感が勝り、磨けていなくても磨けたつもりになってしまう」といった面から導き出されたアドバイスです。

**しかし、「歯みがき粉不要」の認識は改める必要があります。**歯みがき粉の使用による弊害を強調するあまり、歯みがき粉は使う必要がない、という曲解が生じたものなのです。

フッ素（フッ化物）が配合されている歯みがき粉が、虫歯の減少や予防に効果があることは、明らかで、またそれは臨床疫学的にも実証されています。[＊33] フッ素を含んだ歯みがき粉を用いることは、虫歯予防に有効です。ぜひ取り入れてください。

ホント

### フッ素配合の歯みがき粉は使ったほうがいい

都市伝説・勘違いを正す！Q&A

## 8 歯みがき後は徹底して水ですすぐべき？

フッ素塗布には、高濃度と低濃度の２つがあります。より高い効果が期待できる高濃度のフッ素塗布は、自宅ではできず、歯科医院で行われるプロフェッショナルケアにて受けることができます。フッ素塗布の開始のタイミングは、乳歯が生え始めた頃です。数カ月おきに歯科医院へ通い、フッ素塗布を行ってもらうとよいでしょう。

加えて、**低濃度のフッ化物を高頻度に利用することもまた、安全性も有効性も高いとして推奨されています**。ですから、家庭で行うことのできる低濃度のフッ素応用、すなわちフッ素入り歯みがき粉などを日常的に使うことは、大変効果的であると言えるでしょう。歯みがき粉に含まれるフッ素の濃度については、０〜５歳までは低濃度である１０００ｐｐｍが安全面からも適切です。６歳以降は、成人と同じ１５００ｐｐｍを使用することが推奨されています。

そして、この歯みがき粉、歯みがきをした後に何度も口をすすぐ人がいますが、それは大変もったいない行為です。

フッ素が入った歯みがき粉は、口をすすいだ後も、口の中の粘膜表面や歯面、プラークに成分が残って効果が持続します。フッ素は口の中にとどまってこそ効果を発揮しますから、少ない水ですすぎ、成分を口の中にとどめることが重要です。

**フッ素の効果を活かすために、歯みがき粉はたっぷりと、そしてすすぎの水は少なめに**しましょう。幼少期に、「せっかく歯ブラシで食べカスや汚れを落としたのだから、しっかりすすぎなさい」とか「歯みがき粉が体内に入るとよくないから、徹底的に流しなさい」などと教えられ実践してきた人は、抵抗があるかもしれませんが、原理を理解して納得していただければ、実行に移せると思います。

## ホント 「歯みがき粉たっぷり」「すすぎなし」が新しい歯みがきの常識！

### 歯みがきしても虫歯ができる理由

「毎日歯を丁寧に磨いているのに虫歯ができる」という嘆きを、患者さんからよく耳にします。そのような場合は、虫歯菌の検査をお薦めしています。

**虫歯は、ストレプトコッカス・ミュータンス菌（以下、ミュータンス菌）と、ラクトバチラス菌という細菌の共同作業によって作られます。**

　虫歯の最初のきっかけを作るのは、皆さんおなじみのミュータンス菌です。ミュータンス菌は、口の中に砂糖が入ってくると、それをエサにして増殖します。その過程で、虫歯の原因となる酸が作られることは皆さんご存じですね。実は、このミュータンス菌、酸を作るのに加えてもう一つ悪さを働きます。それは、「グルカン」と呼ばれる歯の表面に付着する接着剤のような粘着物質を合成することです。

　砂糖の摂取量が少なければ、ミュータンス菌が増殖する過程で糖が全てエネルギー源として使われてしまうので問題は生じません。しかし、砂糖が過剰に摂取されると、ミュータンス菌は糖を分解してグルカンを発生させるのです。

　このグルカンが厄介で、グルカンを足場として、ミュータンス菌をはじめとする口腔内細菌が歯の表面に接着できるようになり、「バイオフィルム」と呼ばれる細菌の集合体が形成されるのです。これが第3章でも出てきた「プラーク」です。

　プラークが多ければ多いほど、虫歯のリスクは高くなります。その過程について詳しく説明します。

通常、口の中はだ液によって中性に保たれていますが、糖分を含む食べ物を食べたり飲んだりすると一時的に酸性の状態へ傾き、歯のエナメル質などからリン酸カルシウムの結晶が溶出する脱灰が起こります。わかりやすい表現をするなら、「歯の表面が溶ける」といったイメージです。

もっとも、**そうたやすく歯が溶け出すことはありません。だ液のはたらきによって酸が中和され、再石灰化が起こるからです。**つまり、「脱灰」と「再石灰化」のバランスが取れているわけです。

この「脱灰」と「再石灰化」のバランスが、虫歯の発生において重要です。両者の均衡が保たれていれば、虫歯ができることはありません。

しかし、その均衡が崩れ、再石灰化よりも脱灰が優勢となれば、状況は変わります。むし歯の発生です。そのバランスを崩すのが、プラークです。

では、歯にプラークが付着している場合を見ていきましょう。

通常、歯にプラークが付着していたとしても、外を取り巻いているだ液の作用によって、歯の表面は中性に保たれています。そこに、食べたり飲んだりが行われると、酸性状態となり、脱灰が始まります。普段ならだ液が作用して、すぐに中性に戻り始めます。しかしながらプラークがあると、だ液が歯面にまでなかなかたどり着けず、長らくの間中性に戻れないのです。

プラークが厚ければ厚いほど、この中性に戻るまでの時間は遅れます。しかも、最悪なことにプラーク内は、糖を好んで酸を産生するミュータンス菌の宝庫です。すなわち、飲食による砂糖の投入により、ミュータンス菌も酸の産生を始めますから、より一層厳しい酸性条件に見舞われてしまうのです。

つまり、プラークに覆われている歯は、脱灰が優位な状態になっていて、その状態のまま続けて飲食が行われると、酸性の状態がだらだらと続くことになります。そうなると、再石灰化はおろか、歯が溶け出し、虫歯が作られてしまうことになるのです。

そして、ここでようやく登場となるのが、虫歯の形成にかかわる第2の役者、ラクトバチラス菌です。

ラクトバチラス菌の名前は初めて聞いたという方が多いかもしれませんね。ラクトバチラス菌は、口腔内の常在菌のひとつであり、私たちが普段口にする身近なものに含まれています。例えば炭水化物や砂糖、他にも乳酸菌飲料に多く含まれています。

ラクトバチラス菌は、ミュータンス菌が作った虫歯の穴に入り込み、増殖して、より大きい虫歯へと拡大する役目を担います。特に、酸性条件でも生存できる性質をもつため、虫歯の中の奥深くに住み着けるのです。

このラクトバチラス菌は、口内が清潔でなかったり、糖分が多い条件の下で増殖しやすくなると言われています。

このように、**ミュータンス菌が虫歯のきっかけを作り、ラクトバチラス菌がその進行を拡大していく――この2者の連携プレーによって、虫歯が進行していくのです。**

ですから、この2大原因菌の数をコントロールすることができれば、虫歯のリスクを減らすことができます。虫歯菌が少なければ虫歯はできにくいですし、虫歯ができやすい人は、虫歯菌を大量に保有している可能性があります。

## 虫歯菌が多い場合は抗生物質なども使用

虫歯菌の検査を行えば、ミュータンス菌とラクトバチラス菌が口の中にどれくらいいるのか、そして2大原因菌による虫歯リスクはどの程度あるのかを、判定することができます。これがわかるだけでも、今後発生する虫歯のリスク回避につながります。

では検査して「ミュータンス菌が多い」と判定された場合、どうしたらいいのでしょうか。歯について意識の高い本書の皆様なら、自己流で対処するのではなく、正しい治療法に関心があると思いますので、最新の治療法を説明いたします。

「ミュータンス菌が多い」と判定された場合には、Dental Drug Delivery System（3DS）と呼ばれる、抗生物質を用いて細菌数を積極的に減らすアプローチが取られます。「ドラッグリテーナー」と呼ばれるマウスピースを作製し、そこに抗菌薬を注入して、数分間装着し、除菌を目指します。もちろん、ホームケアによる歯みがきやプロフェッショナルケアによる専門的なクリーニングが基本ですが、ミュータンス菌数が多いといった場合には、このように効率的に細菌数を減らして、虫歯を予防することも可能です。

ラクトバチラス菌については、ラクトバチラス菌のツルツルした歯には住み着くことはできないという性質が重要です。つまり、ラクトバチラス菌が住み着くことができるのはデコボコした虫歯の穴の中や、劣化した詰め物や被せ物と歯の間にできたすき間ということになります。

よって、**ラクトバチラス菌の住みかをなくすためにも、虫歯を治療する、あるいは合わない詰め物や被せ物を作り直すことが、細菌数の減少へとつながるのです。**

都市伝説・勘違いを正す！Q&A

## 9 口移しやスプーンの使いまわしで虫歯菌は感染する？

実は、**子どもの虫歯菌が増えるかどうかは、母親の妊娠時からある程度決まってきます**。と言っても、ミュータンス菌は、生まれたばかりの新生児の口の中には存在しません。乳歯が生え始める生後6〜8カ月頃からミュータンス菌は一気に増え始め、乳歯が生え揃う2歳前後が定着時期となります。

では、このミュータンス菌、どこから来るのでしょうか。ミュータンス菌が急速に増える時期が、離乳食を開始する時期と重なる――これが大きなヒントです。

「虫歯の原因は母子感染である」ということを耳にしたことがあるかもしれません。子どもの虫歯ができる原因は、母親や親族のだ液に含まれる虫歯菌の感染によるもので、70％は母親から感染し、残りの30％は父親やその周りの家族や身近な人から感染すると言われています。大人が口移しで食べ物を与えたり、同じお箸や、スプーンなどを使用したりすることで感染してしまうのです。

少し話が逸れますが、歯医者同士の会食では面白い光景が見られます。取り分けの際に、誤って自分の箸を大皿につけてしまった場合、それ以降は誰もその皿に触ることはありません。もちろんその理由は、菌が移るからです。これは、極端な話（そう簡単に菌は移りません）ではありますが、歯医者仲間ではよくある話です。

そう考えると、昔は母親が噛み砕いた食べ物を離乳食として子どもに与えているのをよく見かけましたが、今考えると大変恐ろしいことです。

とはいえ、もともとミュータンス菌の感染力はそれほど強くはありません。ただし、周囲の大人の口腔環境が悪く、菌を大量に保有しているような状態で、何度も何度も頻繁に赤ちゃんに接触したりすると、感染して子どもの口の中に定着してしまいます。

特に、**母親のだ液中のミュータンス菌数が多いと、早期に感染させやすいことがわかっています**[*34]。ですから、遅くとも乳歯の萌出が開始する生後6カ月前には、母親の口腔内が良好な状態になっている必要があります。

つまり、**子どもの虫歯予防は妊娠時から始まっている**、というわけです。

ただし、妊娠時はつわりに伴い口腔ケアが十分に行き届かない、また食生活が変動したりと虫歯になりやすい生活環境になりがちですから、より慎重に口腔ケアを徹底する必要があります。母親も含め、赤ちゃんの周りの大人たちが口腔内を清潔にし、親から子どもへのミュータンス菌の感染を断ち切ることが、子どもの虫歯を防ぐ第一歩なのです。

ポイント

## 赤ちゃんの虫歯対策は妊娠時から始める

### 中高年は注意！ だ液の減少が招く虫歯がある

子どもの虫歯だけではなく、加齢に伴い増加する虫歯にも目を向けたいと思います。

年をとるにつれ、口の中の悩みが増える原因の一つが、だ液の減少です。

加齢とともに、だ液腺は萎縮します。また常用薬が増えることや、薬の副作用などによりだ液が減少しやすくなります。大人になってからは、新しい虫歯はそう簡単にはできないとお話ししました。しかし、こうしたことが原因で、中高年になると、歯周病と同じように虫歯のリスクは再び上昇します。

１３８ページでも説明しましたが、**中高年になってからできやすい虫歯があります**。専門用語で「根面う蝕」と呼ばれ、加齢に伴い歯ぐきに隠れていた部分が露出したところにできる虫歯を指します。歯肉が下がり露出した歯の根の部分は、エナメル質がないため歯質自体が弱く、虫歯になりやすい部位です。それに加え、加齢とともにだ液の分泌低下が顕著になりますから、高齢の方では根面う蝕ができやすくなります。

ここでだ液のはたらきについて触れておきましょう。成人が1日に分泌するだ液量は、約1・5リットルと言われていて、だ液は口の中を清潔に保つのに重要な働きをしています。そんなだ液ですが、出なくなったら、どうなるのでしょう。**だ液が出なくなると、まず味覚がなくなり、物が飲み込めなくなります。そして、重い虫歯や歯周病になって、さらには、発育が抑えられていたカビが増殖し、口の中はカビだらけになってしまいます。**

だ液の働きは多岐にわたりますが、主な作用として、自浄作用、抗菌作用、緩衝作用が挙げられます。食べ物のカスや、口腔内に入ってきた細菌などは、だ液によって洗い流され（自浄作用）、殺菌されます（抗菌作用）。また、虫歯の原因菌であるミュータンス菌は、糖を分解して酸を産生し歯を脱灰させますが、だ液中に含まれる重炭酸塩などの働きにより、食後30分ほどで元の中性の状態に戻っていきます。これが緩衝作用です。それに伴い、再び石灰化が起こり、虫歯の進行を防いでいるのです。

ですから、だ液の分泌を促すことは、虫歯予防においてとても重要です。まだ特に中高年のだ液の分泌低下は、口の中の様々なトラブル発生の原因にもなりますから、積極的にだ液の分泌を促すようにしましょう（２４８ページ参照）。

コラム

## すぐ削ろうとする歯医者は避けよう

**「歯は極力削らない」――これが現在の歯科における基本的な考え方であり鉄則**です。削れば削るほど、歯は弱くなります。そもそも、初期の虫歯であれば、削ることなく再石灰化を促すことで、自然治癒することも十分ありえます。痛みなどの症状がない場合は、削ることなくフッ素を塗りながら経過を見る。逆に、虫歯があればすぐに削ろうとする歯医者は疑ったほうがいいかもしれません。

歯を削ると、削った部位を何かで埋めるという作業が必ず必要になります。虫歯は、削った穴の大きさによって治療方法が大きく2つに分けられます。小さな虫歯であれば削る量が少しで済む「詰め物」で対処できます。

しかし、神経に至るような大きな穴をあけると、詰め物では対処できなくなり、多くの場合「被せ物」による処置を取らざるをえなくなります。

小さな虫歯であれば、「レジン」と呼ばれるプラスチックで詰めるといいでしょう。削る量が少なければ少ないほど歯を守ることにつながり、レジンでの治療はそれを可能にします。レジンは色の種類が何種類もあり、歯の色に合わせられるため審美的にも美しいだけでなく、保険診療の範囲で治療することが可能です。

一方、被せ物となると、銀歯、セラミックなど、種類はたくさんありますが、どれを選ぶにしても強度の関係から、一定の厚みを持たせなくてはなりません。そのために、感染した歯質だけでなく削る必要のない健全な歯質までも削合が行われることになります。

また仮に、数年後もしくは数十年後に虫歯が再発した場合には、１回目の治療で削った量よりも、より大きく削ることが必要となります。いうなれば歯の大量破壊、というわけです。

また、神経を取らなければならないほどの大きさまで、虫歯が進行してしまった場合には、恐ろしいほどに歯の寿命が縮まります。神経を抜いた歯は、例えるならば枯れ木のようなもの。

生木であれば根から水分や栄養が供給されるため、力を加えても簡単には折れません。しかし枯れ木は、栄養はもちろんのこと、水分の供給も途絶えているためカサカサの状態です。力が少しでも加わったら、ポキっと折れてしまいます。神経を抜いた歯というのは、まさにそのような状態なのです。

ですから、ここで最も言いたいことは、大事に至る前の**早期発見、早期治療こそが重要である**ということです。

**虫歯をどれだけ初期の段階で治療に持ち込めるかが勝負**なのです。

## 「プロフェッショナルケア」を知り、実践しよう

それを可能にするのが「プロフェッショナルケア」です。

虫歯予防は、母親の妊娠時から始まり、虫歯になりやすい10代までが肝であることはお伝えしてきた通りですが、この時期は、ホームケアだけでは虫歯をコントロールしにくい状況にあります。その理由は、相手が子どもであるためです。

子どもは歯みがき自体うまくありませんし、歯みがきするようにしつけようとしても、なかなか言うことを聞かないことが多いでしょう。仕上げみがきも、共働きなどの忙しいご家庭では、毎日欠かさずやることは難しいですよね。

こうした状況から、家庭内で行うホームケア単独ではどうしても虫歯ができやすいのです。ですから、必然的に「プロフェッショナルケア」が必要となります。また、特に虫歯の多い子どもの特徴として、食生活の乱れがあることもここで指摘しておきましょう。虫歯の多い子どもの口の中を見ると、異常ともいえるほどプラークがびっしりということがよくあります。もちろん、磨き方にも問題はあるでしょうが、それ以前に、食生活の乱れの問題が背景に隠れています。

簡潔にいうと、砂糖の過剰摂取です。砂糖の含まれているお菓子や飲み物を1日中だらだらと食べ飲み続けているのです。成長期である子どもは、お腹がすきやすいのは自然の理です。決して間食することを否定しているわけではありません。食べるものの「質」と食べる「頻度と時間」に気をつけていただきたいのです。

**「質」というのは、砂糖を多く含む食品はなるべく減らすということ、すなわち「シュガーコントロール」**です。砂糖の過剰摂取が、健康に悪い影響を及ぼすことはよく言われていますね。その弊害の1つが、虫歯です。砂糖の多い食事は見直さなくてはいけません。また、歯にひっついて残りやすい粘着性のものも控えるようにしましょう。

そして、**砂糖を含む食べ物をとる「頻度と時間」を減らすことも重要**です。1

日の生活リズムの中で、間食の時間を決めておき、それ以外の時間はだらだらと食べないようにする、こうした正しい食生活・食習慣を送ることが虫歯知らずの子を育てる秘訣です。

歯科医師は食育の専門家でもあります。「プロフェッショナルケア」は、こうした各家庭の食生活の問題を発見し改善、サポートする役目も担っているのです。

**・幼い頃から定期的に歯科医院に通わせ、**
**正しい歯みがき習慣及び生活習慣を身につけさせる。**
**・虫歯予防に効果的な処置を適した時期に受けさせる。**
**・万が一の場合には、早期発見、早期治療する。**

以上3つに、虫歯予防の全てが集約されます。

自分の子どもが将来大人になったときに、虫歯で歯を失って後悔している姿など見たくありませんよね。お子さんの将来を考えて、高いお金を払って学習塾に通わせるのもいいと思います。しかし、それよりもまず親が子にしてあげるべき、もっと基本的なことを忘れないでほしいと思います。

# 第5章

# 世界で悪評、「日本人の口臭」の解消法

# 「口がくさい」それだけで二流の烙印

## 口臭で訴えられる時代がやってくる!?

近年、セクハラやパワハラに続いて、「スメルハラスメント」という言葉が取り沙汰されていることをご存じでしょうか。

スメルハラスメント（通称：スメハラ）とは、その名の通り、〝におい〟によるハラスメントのこと。その人が持つにおい、すなわち体臭を原因とした、周囲に不快な思いをさせる行為を指します（香水や衣類の柔軟仕上げ剤のにおいなどのスメハラもあります）。

スメハラは、セクハラやパワハラとは異なり法律で規制されていません。ハラスメントの一種ではありますが、意図的な場合はほとんどなく、**においを発している当人が悪臭に気がつかぬまま、意図せず周囲に迷惑をかけていることが多くあります**。

特に、においの感じ方には個人差があること、においには体質や病気も関係してくることもあるため、安易に指摘することは人権侵害につながるという懸念の声もあり、極めて取り扱いにくい複雑な問題です。

以前まではこのようなデリケートな問題は、声を大にして指摘されるということはありませんでした。しかし近年になって、匿名性の高いＳＮＳの普及などによって、頻繁に話題にのぼるようになりました。その結果、被害を感じている人が思いのほか多いことが理解されるようになってきたのです。

笑い話ではなく、「隣席の上司の発するにおいが強烈で仕事に集中できない」とか、「悪臭のせいで頭痛がするなど、健康被害が出ているため会社を辞めたい」とか、こんな具合に、職場を退職する理由としてスメルハラスメントが挙がるほどに、現代社会において深刻な問題となりつつあります。

実は海外では以前からスメルハラスメント問題は深刻に捉えられていて、あまりにも酷い場合には、裁判で訴えられるケースもあるほどです。ますます進行するグローバル化に伴い、多国籍な人々と働くようになるにつれ、**スメルマネジメントの重要度はより高まっていくことでしょう**。

このように社会全体がにおいに対して敏感になっている中、「体臭」のカテゴリーにおいて最も気になるにおいとして指摘されているのが、「口臭」です。

２００９年にグリコが全国の20〜50代の男女８００人を対象に、自分および他人のにおいに対する意識調査を行いました。その調査によると、汗臭さや加齢臭を抑え、気になるにおい第1位が「口臭」でした。80％強もの人が、他人の気になるにおいとして「口臭」を挙げたのです。

また、２０１７年にインターワイヤード株式会社が約４０００人を対象に、口臭についての意識調査を行った結果、グリコの意識調査結果と同じく約8割の人が、「他人の口臭が気になる」と答えました。更に、他人の口臭が気になった場合の対処法についても追跡したところ、「息を止める」が38・2％で第1位、次いで「その場から離れる」が29・１％という結果が得られました。

つまり、**相手の口臭が気になったとしても、そのことを指摘することはなく、多くの場合は回避行動に出る**のです。家族間であっても口臭は指摘しづらいものですから、赤の他人であればなおさらのことでしょう。「あなたの口が臭い」と指摘はされず、離れて行ってしまうのです。

そして大変恐ろしいことに、国内外の口臭調査によると、なんと現代人の**約3人に1人の割合で口臭がある**ということが報告されているのです。

## なぜ自分のにおいには気がつかない？

強烈な口臭を放っているのに、当の本人は気が付いていない――実のところ、これはよくあることです。部屋の中がタバコ臭くても、居住者は気にならないのと同じ現象です。人は、日常的に嗅いでいるにおいに対して、それをにおいとして感じなくなってしまう性質があります。この現象を「順応反応」といい、嗅細胞の受容器が疲労して嗅覚が鈍くなるために生じるもので、我々動物が命を守るために元来、備わっているものです。

もう少し詳しく解説します。いつも身近に「あるにおい」があったとしましょう。そのにおいに対していつも反応していると、いざ別の危険なにおいがしたときに、反応が遅れてしまい、命の危険に繋がります。最悪の事態を回避するために、日常的に感じるにおいには慣れ、別のにおいがした時には、すぐに感知できるようになっているのです。

この機能は、動物が生存していく上では欠かせないものです。しかしその一方で、我々人間にとっては悩みの種ともいえるでしょう。**口から不快なにおいを強く発していたとしても、そのにおいが持続的であればあるほど順応してしまい、自分自身では気が付かない状況を生んでしまう**からです。

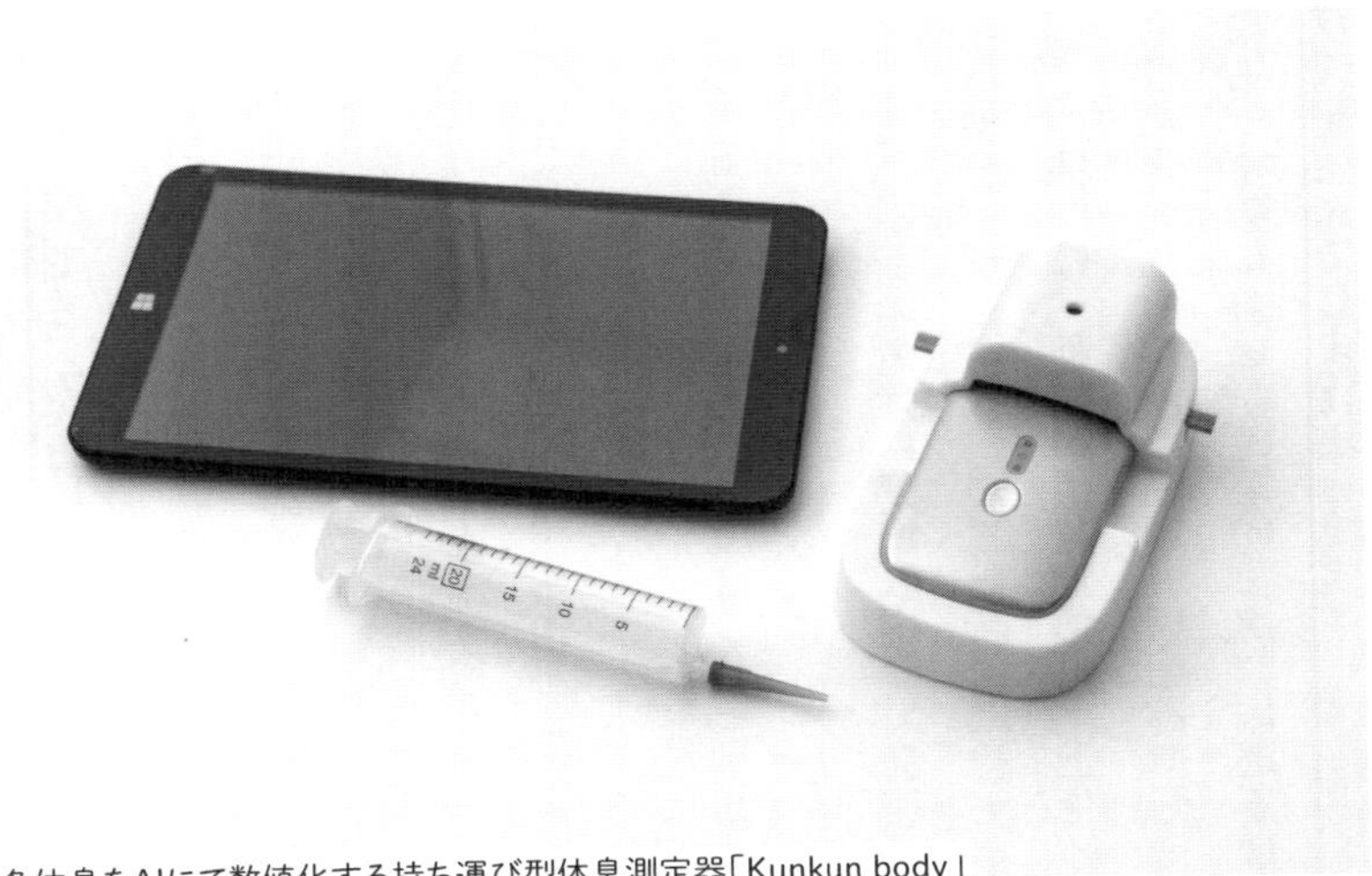

各体臭をAIにて数値化する持ち運び型体臭測定器「Kunkun body」

そんな理由から、近年では、自分のにおいをチェックするために「体臭測定器」なるものが発売されています。有名なものでは、コニカミノルタの「Kunkun body（クンクンボディー）」や、タニタの「においチェッカー」などです。特に、Kunkun bodyは口のにおいや加齢臭、汗臭などの各体臭を、ＡＩにより他人にとって気になるにおいかどうかを数値化することを可能にした、最新の簡易持ち運び型の体臭測定器です。

スメハラで訴えられかねない恐ろしいこのご時世においては、これらが必須のアイテムとなっていくかもしれませんね。

## 「口がくさい」と一度でも思われたらそれまで

においは「記憶」に深く刻まれます。あるにおいを嗅いだ瞬間、過去の光景がフラッシュバックしたり、昔の恋人を思い出したりといった経験はないでしょうか。これはプルースト効果といわれるもので、フランス人作家であるマルセル・プルーストの『失われた時を求めて』という作品の中で、主人公が紅茶にマドレーヌを浸したときの香りで、幼少時代の記憶を思い出す、という描写に由来しています。

このプルースト効果には、嗅覚の情報伝達経路が関係しています。

脳には情動脳とも呼ばれ、感情・本能を司《つかさど》る「大脳辺縁系」と、理性的な思考を司る「大脳新皮質」という部分があります。前者の大脳辺縁系には、記憶を司る「海馬」という器官があり、あらゆる情報は、まずこの海馬に短期記憶として保管されます。そして何度も思い出すような情報は、この海馬で長期記憶へと変換されていきます。

視覚、聴覚といった五感による情報は、まず一度、大脳新皮質を経由してから大脳辺縁系の海馬に運ばれていきます。

しかし、**五感の中で唯一、嗅覚情報だけは大脳辺縁系の海馬にダイレクトに伝達される**のです。

大脳辺縁系は、記憶を司る脳でもあり、感情、本能を司る情動脳でもあります。つまり、においの情報を処理する場所が、記憶と感情の両者を司る大脳辺縁系であるため、「においによって記憶や感情が呼び覚まされる」というような現象が起きるのです。それだけ、においは記憶や感情と密接な関係にあるのです。

いいにおいで、美しい記憶や幸せな感情が呼び起こされるのは、嬉しいことです。しかし、逆の場合はどうでしょうか——初対面の相手と会うときに、自分の口がたまたまくさかった場合、どんなに見た目を整えていても**「この人は口がくさい」という記憶は、相手の記憶に不快な感情と共に鮮明に刻まれてしまいます**。

さらに残念なことに、人は一度不快と感じたにおいに対しては、次からはより敏感に反応するようになると言われています。**口がくさいままでは、ビジネスにおいて良い人間関係を築くチャンスを失くしてしまうことになる**でしょう。

嗅覚は感覚の中で最も原始的であり、本能に働きかけます。本能に近い感覚であるならば、ビジネスだけでなく、恋愛にも利用しない手はありません。

においは、恋愛市場において最も効果的に自分の魅力を相手にアピールできる手段の一つです。相手のにおいが好きで、その異性を好きになることもありますし、逆に、相手のにおいが嫌いであると、外見がよくても恋愛対象から外れてしまうこともあります。

**見た目に配慮することはもちろん大切ですが、それと同じくらいに、においに留意するほうがいいのです。**

**特に、日本人は世界的に見ても、においに対して敏感な人種**であると言われています。

性別では、男性よりも女性のほうがにおいに対して敏感であり、また年齢では若いほど嗅覚が優れていると言います。

ですから、若い女性ほどにおいに対して敏感なのです。若い女性に嫌われたくないのであれば、不快なにおいを放ち続けている場合ではありません。すてきな女性を惹きつけるためにも、自分自身のにおいに対して敏感でなくてはなりません。

## 一流人ほど、息が爽やかな理由

日々の診療で来院される患者さんの中には、一流企業の役員クラスの方も数多くいらっしゃいます。彼らに共通しているのは、自分が他人に不快と思われない努力を常にしている点でしょう。

青年のように爽やかで、対するこちら側が、いつも背筋が伸びる思いです。当然ながら、彼らの中に自分が発するにおいに無頓着という人はいません。口臭についても、大変気をつけていらっしゃいます。

一流人ほど、「マナー」を大切にしていると言います。社内での人間関係、取引先や顧客との関係を円滑にし、仕事を順調に進めたいと思うなら、正しいマナーを身につけていることが必要です。そこには相手が、自分の言動や行動をどのように感じているか、不快なものに感じていないか、常に相手の感情への配慮があります。

始業時間よりも早く出社する、待ち合わせの時間には決して遅れない、誰かに何かしてもらったときは「ありがとうございます」と言う――これらはいずれもマナーの範疇ですが、**自分のにおいをマネジメントすることも、マナーのひとつである**と一流人は考えます。

そもそもマナーは、ルールではなく、今、目の前にいる人への心遣いです。相手がいかに快適で、心地よくいてもらえるか、その気持ちが根底にあります。その思いやりに欠ける人は、外見を繕っていても所詮はそれまででしょう。

目に見えないものに気を配ることができるのも、一流人であるために欠かせない資質の一要素であると考えます。

私たちは、**口の中のことはつい安易に考えがちですが、体臭の最たるものは口臭**です。仕事の上で相手と良好なコミュニケーションをとり、より良い成果を挙げるためにも口臭には十分に気を配っていただきたいものです。

## 多くの人が誤解している口臭の本当の原因

口臭は発生原因によって、「生理的口臭」「病的口臭」「飲食物・嗜好品による口臭」「心因性の口臭」に大きく分けられます。口臭がするときは、原因が一つという場合は少なく、いくつかの原因が重なり合っている場合がほとんどです。

日常経験で、起床時に口臭が強いと感じることはありませんか？

これはごく普通にあることで、実は健康な人にも軽い口臭はあり、それは「生理的口臭」と呼ばれています。起床時の口臭は1日の中で最もにおいが強く、またそれ以外でも、空腹時や緊張時などに、口臭がきつくなります。

生理的口臭は、生活リズムとともに強くなったり弱くなったりと変動がありますが、食事を摂ることで、ヒトの鼻では感じないレベルに下がります。ですから、においの強くなるタイミングや原因、その場合の対処方法を知っておけば、ほとんど問題にはなりません。

一方で問題となるのが、明らかな不快感を伴う「病的口臭」です。

病的口臭とは、その言葉の通り、正常ではない強い悪臭を指します。病的口臭は、食事をとっても消えることはなく、原因を除去しない限り不快なにおいは続きます。では、この病的口臭の原因は、一体どこからくるのでしょうか。

「口臭の原因は胃腸だ」――と思っていらっしゃる方はいませんか？　実は、これは誤った認識です。胃の入り口は噴門《ふんもん》と呼ばれ、筋肉で強く閉じられているため、においが胃から口へと上ってくることはほとんどありません。胃や肝臓などの内臓の病気が口臭の原因である場合も多少ありますが、実際は、**口臭の原因の90％以上は口の中にあります**。

## 卵の腐敗臭と同じ猛毒ガスが口中で発生

口臭の原因は、口の中から発生する「硫黄化合物」と呼ばれる揮発性のガスです。中でも、硫化水素、メチルメルカプタン、ジメチルサルファイドという物質が、その代表格といわれています。

硫化水素は「腐った卵のようなにおい」とよく表現されるガスです。この硫化水素は、通常の口臭レベルの濃度であっても、長時間にわたって曝されていると悪心や不眠、呼吸障害を引き起こすことがあるほどの猛毒（致死性）ガスです。

メチルメルカプタンは、魚や野菜が腐ったようなにおい、ジメチルサルファイドは生ごみのようなにおいと表現されます。いずれもたいへんな悪臭で、病的口臭はこれらが混在したものであるため、周囲の人が不快を感じるのも無理はありません。実際に、口臭の専門外来では、これら3つの硫黄化合物の量を測定し、口臭の有無の判定を行っています。

それでは、この不快なガスは一体どこからやってくるのでしょうか。

実は、口の中の「歯周病の原因菌」こそが、このガスを作っている本体なのです。つまり、**口臭の原因は「歯周病」**というわけです。

歯周病原菌が、口の中に残った食べカスや剥がれた粘膜や血球成分を分解し、不快なガスを発生させます。したがって多くの場合、歯周病を治療することで、口臭を治すことができます。つまり、口臭を防ぐためには、何よりもまず歯周病の治療および予防を行うべきなのです。

## 「舌」が口臭を知らせてくれる

歯周病と共にもう一つ、口臭の原因を語る上で忘れてはならないのが、「舌苔《ぜったい》」の存在です。

鏡の前で、舌を大きく突き出して観察してみましょう。特に、舌の奥のほうに注目してみてください。広く白い堆積物が溜まっていませんか。もし、溜まっていたら、黄色信号です！　あなたが口臭を発している可能性は、高いといえます。

この舌の上に白く溜まる堆積物こそが「舌苔」と呼ばれるもので、その実態は口の中で剝がれ落ちた粘膜上皮や血球成分、食べカスや細菌の死骸などの老廃物です。この老廃物を歯周病原菌が分解することで、強烈な悪臭を発するようになるのです。

ここで、注意して頂きたいのは、舌苔は歯周病の有無にかかわらず、健康な人でも付着しうるということです。

つまり、**健康な人に生理的口臭がある場合、その原因はこの舌苔であることがほとんど**なのです。更に、舌苔の量が多ければ多いほど、口臭が強くなることがわかっています。

体臭という問題を語る際、においを発している当の本人が「気がつきにくい」ために、問題が複雑になりがちなことは、これまでにお伝えしてきた通りです。人は自分のにおいに慣れてしまうため、たとえ口臭があったとしても、なかなか気づくことができません。

しかし、舌苔の有無は鏡を見れば一目瞭然でしょう。**口臭がするかどうかを確認するメルクマール（指標）として最適なのが、この「舌苔」**なのです。

歯周病の有無にかかわりなく、この舌苔を取り除いて口臭のリスクを低減させましょう。

## 朝食を抜いた日は口臭に気を付けて

口臭の原因となる「舌苔」の付きやすさは、何によって決まってくるのでしょうか。いろいろな理由がありますが、中でもだ液の分泌量が、舌苔の付着量に大きく影響しています。[＊35] だ液には、口の中をきれいに洗浄する自浄作用や抗菌作用があります。それゆえに、虫歯予防にはだ液の分泌量が重要であるという話を第4章でしました。このことが舌についても当てはまります。

**だ液の分泌が少なくなり口が乾燥してくると、だ液の作用が低減するため、舌苔の付着量が増えてしまう**のです。

では、単に口の中を水で潤せば口臭がしなくなるのか？　というと、そう単純ではありません。

ある興味深い実験データがあります。だ液の分泌が減少し、口臭が強くなりやすい空腹時に水を飲んだら、口臭が消えるか否かを検証する実験です。[*36]

水を飲む前後で、口臭の値を測定したところ、そのにおいは両者で変化はありませんでした。つまり、**口臭を減らそうと口を水でぬらしても効果は見られない**のです。そこで舌を確認してみると、舌苔がべったりとついていました。においの元となる舌苔は、水分を摂っただけでは、簡単には剥がれないのです。

流動食を摂取し続けた高齢者や手術後の患者さんの口の中を見ると、舌が真っ白ということがよくあります。分厚い舌苔が舌一面に付着しているのです。この場合に、水を飲ませても、先ほどの実験と同じように、においが減ることはありません。

そこで、水の代わりに、固形食を食べさせたらどうでしょう。舌苔の量が減少し、見事ににおいが減少するのです。

固形食を摂ると、食べ物と舌が接触し、またた液の分泌が増えることも相まって舌苔が剥がれていきます。つまり、**口臭を減らすためには、水を飲むのではなく、食事を摂らなければいけないのです**。

ですから、時間がないからといって朝食を摂らずに、ジュースだけを飲んで出勤するような場合は、口臭リスクがとても高くなっていますから、要注意というわけです。

## 舌をきれいにすることこそが、口臭対策への第一歩

食事を摂る以外に舌苔を減らす方法が「舌ケア」です。

舌苔はネバネバしていて舌に強く付着しているため、うがいをするだけでは取り除くことはできません。そこで、不快な口のにおいを予防するために日々のブラッシングに追加して取り入れて頂きたいのが、舌の清掃をする「舌ケア」です。

「そんなところまで手入れがいるのか！」と驚かれた方もいるでしょう。しかし、**舌ケアは、欧米では広く一般的に行われていることなのです**。

「舌ケア」といってもイメージが湧きにくいかもしれませんね。簡単にいうと「舌みがき」です。使用する清掃器具は、舌を傷つけないものを選びましょう。なぜなら、舌は柔らかい粘膜でできていて、大変デリケートだからです。

数百円で買えますので舌専用の清掃器具を使うことをお勧めしますが、歯ブラシで代用することも可能です。ただし、歯ブラシを用いる場合は、硬い毛の歯ブラシはご法度！

必ず柔らかい毛の歯ブラシを使うようにしましょう。

舌専用の清掃器具には、大きく分けて**舌ブラシと舌ベラ**があります。舌ブラシは、毛が植毛されているタイプ、舌ベラはへらで舌苔をかき出すタイプのものです。好みもありますので、自分に合ったものを選ぶと良いでしょう。

では、舌ケアの手順を見ていきましょう。

「舌ケア」を行うタイミングは、**1日1回、最も舌苔の量が多い起床時に行う**ことを推奨します。ただし、舌苔がついていない場合は、舌ケアを行う必要はありません。

基本的には、何もつけずに水にぬらしたブラシで行いますが、舌ケア専用のペーストも市販されていますので、それを使って頂いても構いません。ポイントは、「やさしく」当てるということです。強い力を入れてしまうと、味を感じる味蕾《みらい》を傷つけてしまいますので、注意が必要です。

また、**ブラシを動かす方向は、舌の奥から手前へと必ず一定方向**にします。前後に往復させてしまうと、舌苔中に含まれる細菌などの感染物質を、喉の奥へと送り込んでしまう可能性があるからです。

**ケアする部位は、舌の前方部だけではなく、舌苔が付着しやすい舌の後方部まで**です。

ただし、舌の喉のほうにブラシを入れるとゲッとなる場合がありますから要注意です。舌の奥に当てる場合は、舌を大きく前に突き出してやさしくサッとこするのがコツです。

毎日、舌みがきをしていると、舌苔は付きにくくなり、口臭も気にならなくなります。

舌ケアを習慣化し、不快なにおいのしない爽やかな息を手に入れましょう。

## 市販の口臭ケアグッズはその場しのぎ

舌ケアをしても口臭が依然として不快なにおいを放っている人がいます。

それこそが、**歯周病由来の病的口臭**です。

口臭の最大の防御策は歯周病治療であることはお話ししてきた通りです。つまり、舌苔の掃除で舌をきれいにしても、大元の原因である歯周病を治さなければ、口臭はいつまでたってもなくなることはありません。

重篤な歯周病である場合、もしくは歯周病の急性期症状が出ているときは、ほとんどの場合、大変な口臭を発しています。その症状を落ち着かせるために、歯科医師は抗生剤や抗真菌剤を処方することがありますが、**その服用により、悪臭を放っていた口臭がピタッと治まることがあります**。このことは、口臭の原因が歯周病であるということを端的に示しています。

ですから、**舌を掃除しても、においが依然として続く場合は、すみやかに歯周病治療に専念することです。**

多くの方が市販のうがい薬や口臭ケア製品の口臭予防効果を期待して、使用されています。しかしそうした商品の多くは、**ミントなどの強い香りによって、一時的に口臭を覆い隠し、使用した人に清涼感を与えることで、「口臭が消えた」との錯覚を起こさせるだけ**で、実際に口臭を消す作用はほとんどありません。むしろ、細菌が発する不快なガスと混ざることで、より複雑な香りを発し、口臭予防どころか逆効果となっていることもあります。

つまり、口臭という問題を解決するには、その場しのぎの対策ではなく、何よりもまず歯周病の治療を行い、口の健康を手に入れることなのです。

## だ液が減ると口が臭くなる

ここでもう一度、だ液の話に戻します。だ液については、舌苔のところでも触れましたが、口臭を語るにあたり、欠かすことはできません。

だ液は、自浄作用や抗菌作用を持つことから、口の中がだ液で潤っているだけでも、口臭は抑えられるようになっています。しかしだ液の分泌量が減ると、たちまちその作用が弱まります。そうなると、舌苔が付着しやすくなり、また口の中の細菌も繁殖しやすくなりますから、口臭が目立つようになってしまいます。

だ液の分泌量が減少する要因として、薬の副作用、食事を摂らない不規則な生活、ストレスや疲れなどの様々な因子が挙げられます。

例えば、薬を変えたとたん、急に口が渇きやすくなり、口臭が目立つようになったという症状が出ることがあります。そんなときは、薬による副作用の可能性を疑います。

だ液の分泌を抑制する薬には、高血圧の人が服用する抗圧剤、花粉症のときに服用する抗ヒスタミン剤、抗うつ剤や抗不安薬など、たくさんあります。ただし、これらの薬を服用すれば必ずだ液が少なくなるというわけではありません。だ液分泌が低下する場合もあれば、しない場合もあって、その程度も人によってさまざまです。

しかし一般的に、常用する薬剤の量が多くなればなるほど、だ液の分泌量は減少しやすくなり、それに伴い口臭が発生するリスクが高まります。

常用する薬剤の量は、年齢が上がるほど多くなる傾向にありますから、高齢の方は要注意です。ただし、「口が乾くから」といって、勝手に服用を中止してはいけません。まずはかかりつけのお医者さんや薬剤師に相談してみてください。

## ダイエットが口臭の原因に!?

若い女性の中にも、強い口臭を発している方を見かけることがあります。そんな彼女たちの生活習慣を聞くと、多くの場合「ダイエットしている」と答えます。

実は、**ダイエットは口臭の原因**になります。

ダイエットには多くの場合、食事制限がつきものです。**食事を抜くと舌苔が付きやすくなる**ことは先ほどお話しした通りです。また摂取する水分量も減らすとなると、だ液として分泌される量もおのずと減少することになり、口が乾きやすくなります。こうして、口臭が目立つようになります。

また、「糖質制限ダイエット」が最近ブームとなっていますが、過度な糖質制限をすることで、体表や口からケトン臭という甘酸っぱい独特のにおいを発することがあります。

糖分はエネルギーを作るのに重要な役割を果たしますが、糖質制限をすると体内の糖分が不足し、その代わりに脂肪が代謝される経路へとスイッチが入り、ケトン体という物質が作られるのです。

このケトン体が糖分に代わって血液中に混じって全身に栄養を送りますが、ケトン体は揮発性であるため、体のにおいとして排出され、また呼気にのると口臭となる場合があります。

糖質制限も含め、ダイエットしている方全般への忠告となりますが、見た目の美しさを追求するのは悪いことではありません。しかしその一方で、口臭のリスクが上がっている危険性があることは覚えておいてください。

## 電子タバコも口臭の原因に

喫煙者の息を嗅ぐと、有害物質である「ニコチン」や「タール」に由来する独特の不快臭がします。

喫煙者に口臭があることは、こうした喫煙自体による影響もありますが、実際は喫煙により歯周病が進行した結果、口が臭っているのです。

タバコと歯周病の関係については184ページでも説明しましたが、もう一度流れを確認します。

タバコを吸うと、タールによってだ液の分泌量が減少し、それにより歯周病の原因であるプラークが歯に付着しやすい環境となります。

加えて、ニコチンの血管収縮作用によって歯ぐきの血行不良が誘発されます。

その結果、歯周病が極めて進行しやすく、悪化しやすい状況が作られるのです。

つまり、喫煙者の息がにおうのは、タバコそのもののにおいもありますが、主原因は歯周病なのです。

それならば「タール」がほとんど出ないという売り文句でヒットしている、電子タバコ（加熱式タバコ）の口臭のリスクはどうなのでしょうか。
タールとニコチン――この両者が揃うと、その相乗効果によって歯周病はより進行しやすくなります。ですから、相方のタールがいなくなれば、確かに歯周病のリスクは減弱します。

しかし、実際はタールよりも、強力な血管収縮作用で歯ぐきの血液循環を阻害するニコチンのほうが、歯周病のリスクとしては高いでしょう。ですから、依然として「ニコチン」を含んでいる電子タバコを吸っている限り、歯周病へのリスクを負っていることに変わりはなく、当然口臭もするわけです。

そして、もう一つ重要なこととして、そもそも紙巻タバコ、電子タバコのどちらかに関わらず、喫煙という行為そのものが、口で呼吸をする口呼吸とならざるをえないことから、口の中が乾燥しやすくなります。

口の中の乾燥は、だ液の分泌が下がった状態と環境は同じですから、口臭が強くなりがちです。ヘビースモーカーであれば、時間を見つけては喫煙による口呼吸が繰り返されますので、口の中の衛生状態が悪化しやすくなり、ひどい口臭がするわけです。

喫煙者のほぼ全員は歯周病、禁煙するだけで歯周病のリスクをかなり低減させられるといわれるほど、タバコは歯周病の高リスク因子です。

ましてや、本人が気付いていないだけで、タバコによる口臭被害を受けている方が周りにいることを忘れないでください。**タバコは百害あって一利なし。禁煙を目指して、爽やかな息を取り戻していきましょう（タバコと歯周病に関しては１８４ページも参照）。**

## 多忙なビジネスマンほど口臭のリスクは高くなる

仕事ができるビジネスマンほど、ストレスや疲れに強く、仕事に没頭している方が少なくありません。でも、そんな方ほど口臭に気を付ける必要があります。

だ液の分泌は、自律神経による支配を受けています。活動する神経といわれる交感神経がはたらくと少量のネバネバだ液が分泌されます。一方、休息する神経といわれる副交感神経がはたらくと大量のサラサラだ液が分泌されます。

「交感神経が優位にはたらく状況」といえば、まさに仕事に没頭している、ストレスも過多な状況です。みなさんも、大人数の前で話をするときに緊張して口の中がカラカラ、ネバネバになったという経験をしたことがあるのではないでしょうか。

これはまさに交感神経が優位になっている状況です。ネバネバだ液が少量しか分泌されないため、口が乾きやすくなったのです。そんな状況では、口臭の原因である硫黄化合物が気化しやすくなり、口臭が悪化してしまいます。

もちろんこれは一時的な口臭であって、ストレスや緊張がおさまれば、自然と口臭も消えていくため、それほど神経質になる必要はありません。

ただし「最近、なんとなく口臭が強いなぁ」と自分で感じるような場合は、疲れが溜まっているサインかもしれません。そんなときは、少し休息をとることも大事です。**神経を休めてあげることも、口臭トラブルの改善につながります。**

## だ液の分泌を促し口臭を予防するかんたんな方法

では、だ液の分泌を促すには、どうすればいいのでしょうか。よく噛むことが基本ですから、即時にだ液の分泌を促したいときには、ガムを噛むことは大変効果的と言えます。

その他の方法として、**手軽にだ液の分泌を促せるものに「だ液腺マッサージ」があります。**

だ液が作られる場所のことを「だ液腺」と言いますが、だ液腺はその大きさによって大だ液腺と小だ液腺に分類されます。**大だ液腺は耳下腺、顎下腺、舌下腺の3つで、このだ液腺からだ液全体の90%が分泌されます。この3つの大だ液腺をマッサージすることで、だ液の分泌を促すことができます。**

まずは耳下腺、顎下腺、舌下腺のだ液腺がどの辺りにあるのかを確認してから行うようにしましょう（次のページの図を参照）。自分の指を使ってゆっくりと、やさしい力で行うことがポイントです。

**だ液を自由自在に出すマッサージ！**

——だ液腺の位置

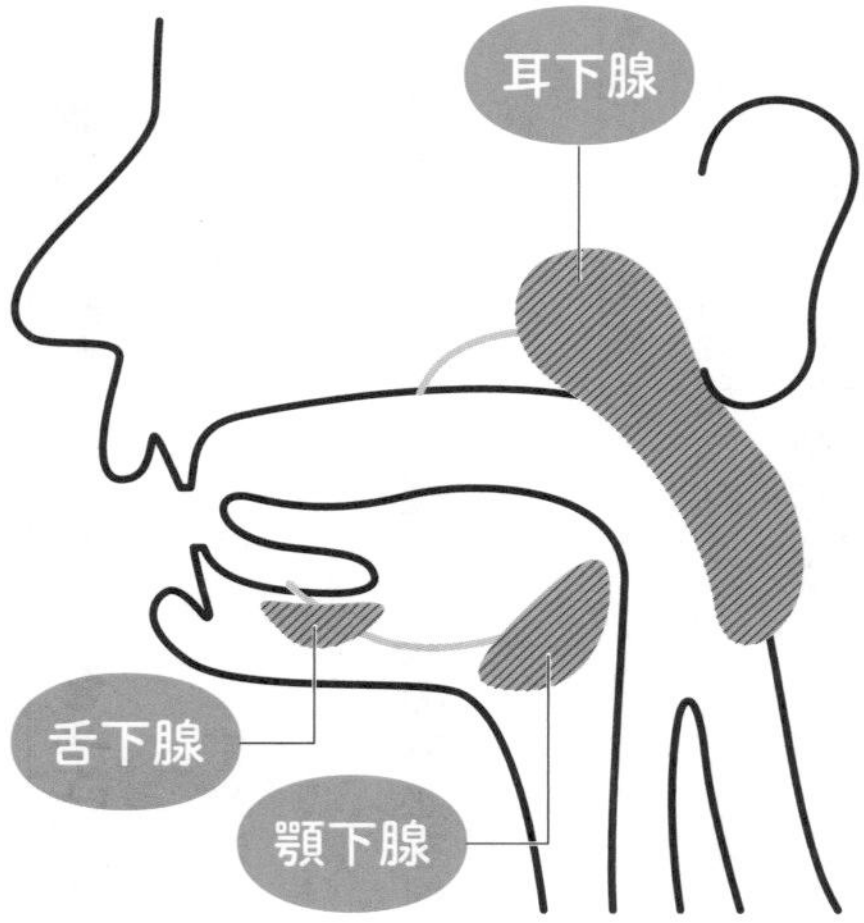


——だ液腺のマッサージのやりかた

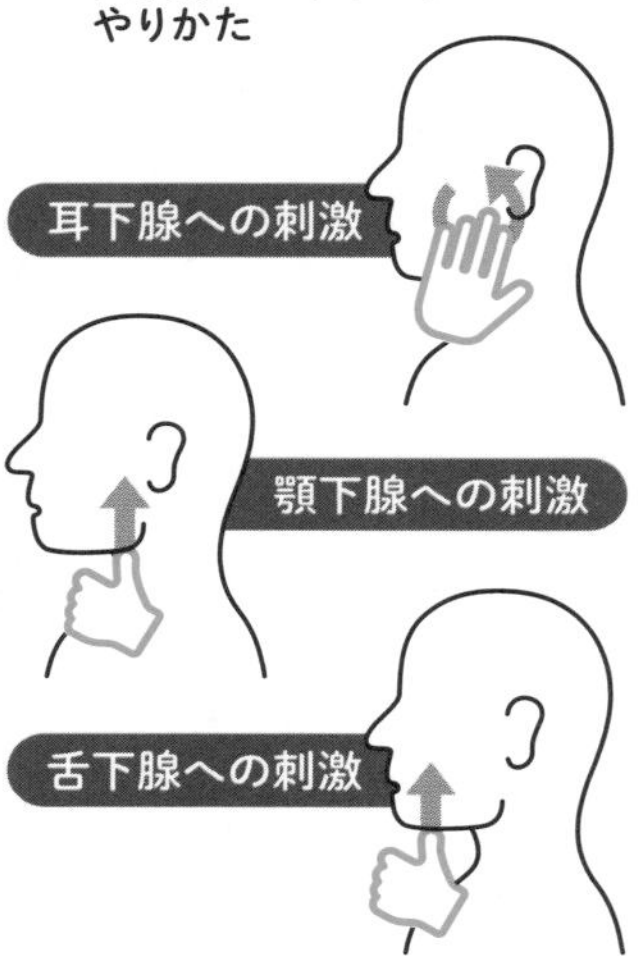


**1．耳下腺を刺激する方法**

指全体を使って、耳の前の上の奥歯の辺りを、ぐるぐると円を描くようにマッサージをします。

**2．顎下腺を刺激する方法**

顎の骨の内側の柔らかい部分に親指を当て、耳の下から顎の先までを順番に押します。

**3．舌下腺を刺激する方法**

両手の親指を揃えて、顎の真下から舌を突き上げるようにぐっと押します。

口が乾いたなと感じたら、だ液腺をマッサージしてだ液の分泌を促しましょう。そうすることで、自然と口臭レベルは低下していきます。

## 「できる営業マン」は昼休みに歯をみがく

あなたの周囲に昼休みに歯みがきをしている人はいますか？　そうした習慣の持ち主の多くに対して、「仕事ができる人だ」という印象をお持ちではないでしょうか。

歯周病対策という観点から見れば、歯みがきは1日に2回でよく、そのうちの1回をしっかりと時間をとって磨くことが重要であるとお伝えしました。

しかし、理想とする歯みがきは、毎食後の1日3回です。3回行うことは虫歯予防にも有利ですが、特に口臭予防には効果的です。

口臭を予防するためには、まず歯周病を治療して、口の中の環境を健康に整えることであると繰り返しお話ししてきました。それは、歯周病原菌が口の中に残った食べカスや剥がれた粘膜、血球成分を分解して、口臭の原因となる不快なガス群を発生させるからです。

つまり、**口臭のリスクを下げるためには、①不快なガスを発生させる歯周病原菌の数を減らすこと、すなわち歯周病ケアと、②歯周病原菌のエサとなる食べカスを除去すること、**というわけです。

①に関しては、第3章で述べました。そして、②の食べカスを除去する、これは、毎食

後の歯みがきを行う以外に方法はありません。**うがいだけでは、口の中に残った食べカスを除くのに十分ではありません。毎食後の歯みがきを行うことは、口臭リスクを下げる上で大変効果的と言えます。**

本書のインタビュー記事では各界の著名人が「においに気を付けることは相手に対するマナー」だと口をそろえています。営業マンこそ毎食後の歯みがきをするべきでしょう。また実際にできる営業マンほど、昼食後に歯みがきを欠かさないと多くの経営者が証言しています。

ただし、時間がなくて毎食後に歯を磨くのはどうしても難しいという人もいらっしゃるでしょう。その場合は、せめて、うがいをするようにしてください。口の中の食べ物の残りをはじき出すよう意識をして行うことがポイントです。

そもそも歯みがき自体に、「さわやかな気分にする」「リフレッシュする」「気持ちを切り替える」といった精神的な効果もあります。**仕事の合間、気持ちを切り替えたいと思ったときに歯みがきをする、そんな歯みがき習慣もいいのではないでしょうか。**

# 高松孝年

高松建設社長

INTERVIEW

## 「見かけ」は人の判断基準ですが、それには口臭も含まれます

**Takamatsu Takatoshi**

1970年生まれ。東証1部上場『高松コンストラクショングループ』の主要企業、高松建設代表。

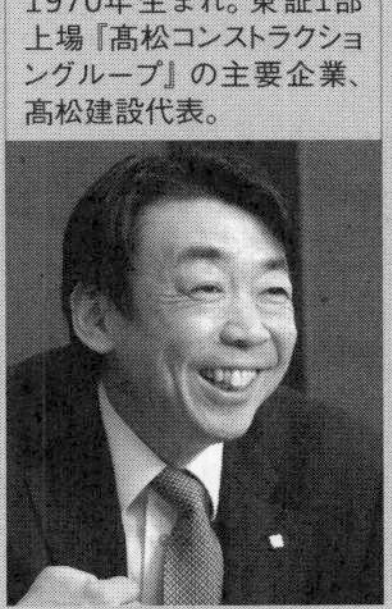

### 現場の整理整頓の習慣が歯みがき習慣へ

**――会社の顔として社内外の方と接する立場ですが、身だしなみで特に意識していることは。**

私は営業の経験も長く、常にお客さまと接する立場でキャリアを重ねてきました。よく「人は見かけによらない」といいますが、裏返せば「人は見た目で判断する」ことを意味していて、私は戒めの言葉だと受け止めています。ビジネスの常識として、清潔感のあるファースト・インプレッションとなるよう気を配ってきたつもりです。

**――「見かけ」や「第一印象」は大事だと。**

「見かけ」とは目に見えるものだけではなく、においも含まれます。40代に入ってからは特に、不快な口臭がしないか気にかけるようになりました。というのも、私自身が他人の

口臭が気になるケースに遭遇するようになったからです。

**——年齢や立場が上がり、口臭の原因となる歯周病に冒されている年齢の方と接する機会が増えたのでしょう。35歳を過ぎると8割以上の人に歯周病の症状があることが判明しています。**

やはり歯周病でしたか。もうひとつ気をつけているのが、タバコです。

**——タバコによって、歯周病も進行しやすくなります。**

すぐに禁煙するのは難しいこともあり、まずは電子タバコに切り替えて、徐々にやめようとしているところです。ただ、かかりつけの歯科医からは「健康面では、電子タバコでも普通のタバコと一緒ですよ」と指導されていて気がかりです。

**——電子タバコでも人体に有害であることはWHO（世界保健機関）が表明して知られていますが、歯周病を悪化させることも歯科医師の間では常識です。**

そう聞くと、今日をきっかけに早くタバコと距離を置くべきですね（その後、禁煙に成功される）。

**——建設業界は喫煙者が多い業界だと聞きます。歯のケアに対する意識はどうでしょうか。**

確かに喫煙率は高いと思います。ただ歯への意識は一歩早く変化しつつあるようで、昼休みに歯を磨いている社員は年々増えていますよ。歯みがきしている社員の顔を思い出してみると、仕事で成果を出している人ほど身だしなみやエチケットにも気を使っている印象があります。建設業は安全のためにも整理整頓が基本で、現場を経験してきた社員は机の上もきれいにする習慣があります。これは「歯をきれいに」と意識することにもつながっているのかもしれません。

歯の状態は全身に影響すると聞きますし、建設業界では歯を食いしばる力仕事も多く、身体の健康だけではなく、歯の健康を保つことも非常に重要だと認識しています。

**――海外のお仕事も多く、海外の一流ビジネスマンとの交流する機会も多いと伺っていますが、その方々の歯や口臭についてのイメージを思い出していただけますか。**

外国人は日本人より体臭を気にしているようなので、コロンなどでケアする習慣がありますよね。日本人は世界的に見ても無臭に近い民族だと聞きます。そのぶん逆にケアが足りていなくて、口臭ケアにも影響しているのではないでしょうか。日本に来ている海外のビジネスマンで息が臭い人に会ったことがないですし、多くの方が歯を白くしてきれいな口内を保つよう積極的に心がけている印象があります。

私も歯をホワイトニングしたことがあるように、それなりに歯の見た目や口臭ケアについて意識をしていますが、タバコや歯周病のことなど、もっと意識を高めたいと思いました。

INTERVIEW

# 齋藤茂

トーセ会長兼CEO

## 一流の方々の歯を意識しないのは、きれいなのが当然だから

**Saito Shigeru**

1957年生まれ。京都府出身、京都商工会議所副会頭、京都産業21理事、京都経済同友会常任幹事など公職も多数。

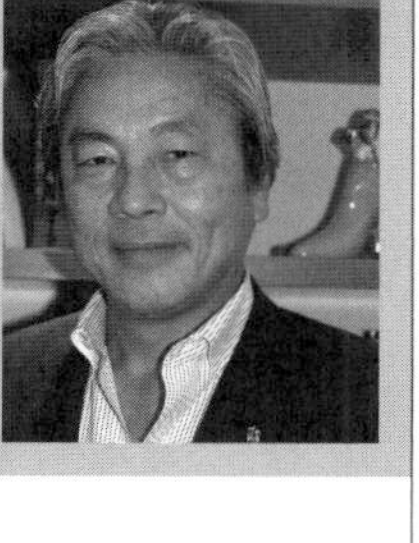

### 活躍している人は年齢に関係なく歯がきれい

**——ゲーム業界、また京都を代表する経営者ですが、各界著名人と期間限定で理想を追い求めて料理店も出店してしまうほどの美食家としても知られています。経営者、食通として歯も大事にされていると伺いました。**

日常は、朝は普通の歯ブラシを使って、夜は主に入浴時間に電動歯ブラシで時間をかけて磨いています。食を楽しむために健康な歯は欠かせませんから。以前、治療中の歯をかばって片側だけで噛んで食べていたら、違和感があって……。改めて歯は大事だと認識しました。そもそも、ほぼ毎日大事な方々とお会いするので、「自分の見た目の印象はきちんとしていないといけない」という意識は強いですね。服装や靴が決まっていても、口元や歯が汚かったら台無しですから。

**――一流の方々とのお付き合いの中で、その方々の「歯」についての印象は？**

一般には年齢が上がると歯を悪くしてしまうイメージがありますが、私より年上であっても、活躍されている方や向上心のある方は、みな歯がきれいですね。例えば元ソニー会長の出井伸之さんとは、よくゴルフをご一緒しますが、80代になっても、まだ新しいドライバーを買って飛距離を伸ばそうとするほど健康で気力の衰えもありません。それに健啖家で、20歳離れた私と同じだけ食べられるのです。いずれも健康な歯が土台になっているのは間違いありません。でも、こうして聞かれたから振り返ってみたけど、今まで、みなさんの歯が気になったことがありません。

**――気になったことがない、というのは。**

財界やスポーツ界など各界で長く活躍されている方々と親交がありますが、そうした方々は身なりも歯もきれいなのが当然なので、特に意識することがないのです。

**――齋藤さんご自身は口臭のケアは意識されていますか。**

歯みがきと歯間ブラシの後に、マウスウオッシュを使っています。それから、ブレスケアを持ち歩いていますし、職場でも至るところに置いています。

**――丁寧なケアですね。ご自身で口臭が気になるようなことがあるのですか。**

特にないのですが、私自身が気づかない時には妻が教えてくれます。口臭に限らず相手のにおいは気になるものなので、社員に対しても口臭や体臭が気になると注意しますね。

**——上司といえども、においはなかなか注意しにくいことだと思います。**

そうですね。でも、本人のためなので思い切って言います。トップ自らが禁煙することで社員の喫煙率も下がっていますし、口のエチケットにも気を配ることで社員の意識も変わると思います。

実際、トイレに行くと歯を磨いている社員によく出会いますよ。会社として特別に呼びかけているわけではないのですが、日頃からトイレや洗面所を美しく清潔にするよう気を配って、職場での歯みがきに抵抗のない環境を作ることも、トップの責任として心がけています。

第 6 章

# 最新歯学が解明 世間に氾濫するインチキ歯科情報を一刀両断!

都市伝説・勘違いを正す！Q&A

10

# 朝の歯みがきは「起きてすぐ」か「朝食後」どっちがいい？

朝の歯みがき、朝食前、朝食後どちらが正しいのでしょうか。もちろん、両方するに越したことはないですが、朝の忙しい時にそんな時間はありません。それならズバリ、エリートビジネスマンを目指すなら、朝食後の歯みがきが正解です。口の中に残った食べカスはプラークの元となり、さらには口臭にも繋がるからです。

ただし、口の中はだ液の分泌が少なくなる夜間にかけて細菌の繁殖が盛んになりますので、起床時の口の中は細菌だらけ、大変汚れています。食事をすれば、だ液の作用によって浄化されますが、そんな汚いものを大量に飲み込むのは、健康によくありません。そのため、起床後は朝食を摂る前に必ずうがいをし、口の中を清潔にしましょう。特に、ご高齢の場合は、誤嚥性肺炎の予防から、朝食前の歯磨きをすすめています。

ポイント

**起床直後はうがいを、歯みがきは朝食後に**

都市伝説・勘違いを正す！ Q&A

## 11 食後すぐに歯みがきするのは良くないって本当？

「食後すぐに歯みがきをしてはダメ」という説が広まっています。

その説は大まかにいうと、「食後は口の中が酸性の状態に傾いていて、歯の表面はミネラルが溶け出し軟らかくなっているため、食後すぐに歯みがきすると歯が傷ついて弱くなってしまう」とのことです。インターネットには「食後最低30分経ってから」などと載っている記事もあります。

**実際は、そんなことはありません。**

食事で一時的に口の中が酸性に傾いたとしても、すぐにだ液の作用によって酸が中和され、再石灰化が起こりますから、歯が溶け出すことはありません。つまり、食事の際に歯が溶けるという心配は無用ということです。

ただし、例外があります。「プラークが付着している歯」だけは、食事中に歯が溶けます。歯がプラークで覆われていると、だ液が歯の表面に到達するのが遅れるため、その部位はしばらく酸性状態となり脱灰が始まります（第4章参照）。特に、プラーク内部は糖を好んで酸を産生するミュータンス菌の宝庫ですから、飲食によって糖が投入されれば、すぐさまミュータンス菌が酸を産生して脱灰が進行してしまいます。

まとめますと、食事後の歯みがきが歯にとって悪いということは決してありません。むしろ食後に歯を磨いて食べカスやプラークを除去することは歯にとって良い行為ですから、積極的に行ってほしいと思います。

「朝食の10分後に家を出るから」、「ランチの後は午後の勤務まで15分しかないから」と忙しく、「食後は30分待ってから歯みがきなんて無理」と悩み、歯みがきを断念する人もいるようですが、**そんな俗説を気にせず、食後の歯みがき習慣を続けてください。**

ウソ

## 「食後すぐに歯みがきしてはダメ」は大嘘

都市伝説・勘違いを正す！Q&A

12

# ガムを噛むと虫歯予防や歯みがきの代わりになる？

だ液は虫歯予防につながります。だ液の分泌を促す方法には、だ液腺のマッサージ（248ページ参照）などもありますが、なにより、物を噛むことこそがだ液の分泌を促す最も簡単で効果的な方法です。そこで出番となるのが、「ガム」というわけです。

一般的なガムの効能は、噛むことによるだ液分泌の促進と精神的作用と言われています。つまり、眠気防止、気分転換、精神安定などに効果があるとされています。

そして、我々口腔保健に携わる立場の者が期待するガムの効能が、だ液分泌の促進です。

ところで、だ液の浄化作用や抗菌作用に対する過信からか「歯みがきの代わりにガムを噛んでおけば虫歯にならない」という迷信があります。確かに、ガムを噛むことによって多少プラークが除去されるということはあります。しかし、その割合は10～20％程度であり、**ガムを噛むことがブラッシングの代替になるものでは決してありません**。

しかし、**ガムを噛むとだ液の分泌が盛んになりますから、たくさんのメリットを得ることができます**。というわけで、食後に時間がなくて、ブラッシングすることができないような場面では、ガムを噛むことがそれなりの威力を発揮します。

ただしここで重要なのが、**砂糖の入っているガムは避けなければならない、ということです。砂糖の入ったガムは、虫歯菌のエサを持続的に供給することに他ならず、特に食間**

**には控えなければいけません。**そこで、そんな心配がいらないガムが登場します。それが「キシリトール配合ガム」です。

ガムのコマーシャルで必ずと言っていいほど耳にする「キシリトール配合」という言葉。もしかすると皆さんにも「キシリトール、すなわち虫歯予防」というイメージが定着しているかもしれませんね。

## キシリトールガムで虫歯予防ができる理由

歯科予防大国フィンランドでは、歯みがきやフッ素の他に「食後のキシリトール」の習慣が推奨されています。具体的には、１００％キシリトールガムを1日3回5分、毎食後に嚙む、ただそれだけです。

歯みがきとは比較にならないほど簡便です。この「食後にキシリトール入りガムを嚙む」という虫歯予防習慣が、フィンランドの人々の虫歯を減少させる要因のひとつに挙げられています。

キシリトールの安全性と効果については、アメリカのＦＤＡ（アメリカ食品医薬品局）

も認めていて、キシリトールの使用は世界的にも拡大しています。

このように、普段何気なく耳にするキシリトールですが、そもそもキシリトールとは一体何なのでしょうか。

キシリトールとは、**天然の甘味料であり、特にいちごやカリフラワーに多く含まれる成分**です。

ガムやタブレットなどに用いられているキシリトールは、これらの野菜や果物から取ったものではなく、白樺や樫の木、トウモロコシの芯から抽出されたものです。

この文を読んで「あれ？」と疑問に思うかもしれませんね。

そうです、虫歯予防の観点から考えれば、「甘味料」を摂取することは不合理に感じられることでしょう。では、なぜキシリトールに虫歯の予防効果があるのでしょうか。

虫歯の原因であるミュータンス菌は、砂糖をエサに酸を作り出します。それが歯を脱灰させることが虫歯の原因になると説明しました。

しかし、キシリトールは甘味料ではありますが、正式には糖アルコールと呼ばれる成分であり、ミュータンス菌に取り込まれても代謝されないため、酸が全く発生しません。ですから、虫歯の原因にならないのです。

それどころか、キシリトールはカルシウムと複合体を形成することで、再石灰化を促すとされています。[＊37]

さらに、キシリトールを長期的に摂取することにより、ミュータンス菌の活動を弱める働きがあるとも言われています。[＊38]

この効果が認められるのは、甘味料の中で唯一、キシリトールだけです。それゆえ、キシリトール配合ガムは「機能性ガム」とも言われています。

また、これらキシリトール配合ガムの中には、再石灰化を増強する各種成分を含んでいるものがあります。有名なものとして、以下のものが挙げられます。

**・牛乳中のカゼインというタンパク質の分解物であるCPP-ACP（リカルデント／モンデリーズ・ジャパン）**

**・フクロノリと呼ばれる褐藻類から抽出されたフノラン（キシリトールガム／ロッテ）**

**・ジャガイモ（馬鈴薯）でんぷんから調製されたリン酸化オリゴ糖カルシウム（ポスカム／グリコ）**

他にも、**歯質の強化を狙いフッ素を配合したもの（ポスカF／グリコ）**も近年登場しています。

## 効果のあるキシリトールガムの選び方

市場に出回るキシリトール入りのガムやタブレットは、どれでも虫歯予防に効果があるかというと、そうではありません。誤解されている人も多いので、ここで正しておきましょう。キシリトールを含む商品を選ぶ際に重要となるポイントは、ズバリ「キシリトールの濃度」です。

キシリトールの含有量が少ない商品には、ほとんどその効果を期待することはできません。一般に、スーパーやコンビニで販売されているキシリトール入り商品のキシリトール含有量は、30～70％程度。キシリトールは天然素材なので高価です。そのため、市販のガムやタブレットの中には、キシリトール成分が低いものも少なくありません。

**虫歯予防効果を期待するのであれば、キシリトールが最低でも50％以上**含有されているものを選びましょう。ちなみに、50％以下ではキシリトールの効果は期待できません。**歯科医師が推薦しているのは１００％キシリトールガムです。**取り扱っているのは歯科医院のみなので、入手したい場合はかかりつけの歯科医院で聞いてみるといいでしょう。

また、キシリトール以外の甘味料が含まれていないかどうかも、必ず確認すべき点です。いくらキシリトールが含まれていても、キシリトール以外の糖類が含まれていると、それらが虫歯の原因になることもありえます。虫歯予防を目的とするなら、「シュガーレスまたは糖類０ｇ」の商品の選択が絶対条件です。

効果的な摂取方法ですが、**ポイントは、1日3回以上を目安とし、キシリトールが溶けただ液をなるべく口の中にとどめ、口腔全体に行きわたらせるようにすることです。**また、２６４ページでも述べましたが長期に、継続的に摂取することで虫歯菌の活動を弱める効果が得られるといわれています。

最後に大事な注意点を。**勘違いしないで頂きたいのは、「キシリトールガムを噛めば、虫歯にならない」というわけではないということ。**キシリトールは「虫歯になりにくい口内環境を作る」効果があることは確かです。しかし、虫歯を防ぐには不十分。ホームケアとプロフェッショナルケアが不可欠です。キシリトールは、フッ素などと同じようにあくまで補助的なものであることを、きちんと理解してください。

ポイント

**キシリトール１００％のガムは虫歯予防に効果あり**

都市伝説・勘違いを正す！Ｑ＆Ａ

*13*

## 保険診療だと銀歯のみで、目立たない白い被せものは自費診療？

ＣＡＤ／ＣＡＭ（キャドキャム）とはComputer aided design / Computer aided manufactureの略で、コンピュータでデザインし、コンピュータを利用して製作される物の総称です。

歯科治療においては、１９８０年代半ばに医療先進国であった西ドイツ（現ドイツ）で、ＣＡＤ／ＣＡＭシステムの応用が実現化しました。コンピュータ制御により歯の修復物（詰め物や被せ物）を設計して製作するこの技術は、当時の歯科業界において極めて先進的かつ革新的なものでした。

それまでは、口腔内に装着される修復物は、そのほとんどが歯科技工士の手作業によって一つひとつ製作されてきました。そのため、歯科技工士の技量やセンス、経験値によって修復物の形態や強度、審美性にばらつきが見られました。しかし、歯科用ＣＡＤ／ＣＡＭシステムでは、その製作工程（設計や加工）がコンピュータに置き換えられるため、ばらつきのない均一な品質の修復物を作製することができるようになったのです。

そして何より、ＣＡＤ／ＣＡＭシステムが歯科治療にもたらした最大のメリットは、歯が削られてから修復物が入り元通りに噛めるようになるまでの「治療期間の短縮」でした。

従来、歯の修復物を作るためには、まず修復物を入れる歯（患部）を粘土で型採りし、それを鋳型として利用して、歯科技工士が手作業により修復物を製作し、最終的に修復物が口腔内に装着されるまでには、どんなに短くても数日間は必要でした。

一方、歯科用ＣＡＤ／ＣＡＭシステムでは、コンピュータ制御の工作機械のようなもので、全自動で超精密な作業を高速で行います。その結果、歯が削られてから修復物により元の歯の形に戻るまでの**所要時間は数十分程度で済むようになった**のです。

この歯科用ＣＡＤ／ＣＡＭシステム、これまでは先進医療であったことから、保険治療の適用外でした。それがなんとここ数年の間に、CAD／CAMシステムによる修復物が、保険治療の適用となりました。歯の修復物には、インレー（部分的に被せるもの）やクラウン（歯全体を覆うもので、一般的に差し歯と言われているもの）といったように、いくつかの種類がありますが、そのどちらに対しても保険が適用されます。

メリットは治療期間の短縮だけではありません。実はCAD／CAMシステムによる修復物が保険適用になったことで、患者さんは、さらなる恩恵を受け取ることができるようになったのです。どういうことかというと、歯科用CAD／CAMシステムで作られるのは、歯と同色のブロック素材を機械が削り出して成形される「白い」修復物です。すなわち、CAD／CAMによる修復物が保険適用になったことで、従来の保険治療では銀歯以外に選択肢がなかったところが、なんと**保険治療で白い歯を手に入れることができるようになった**のです。

現状、CAD／CAMシステムによる修復物は、前歯から奥歯まで、ほとんどの歯に保険適用されます。ただし、奥歯に関しては注意が必要です。

まず、**第二大臼歯（中央の前歯から数えて7番目の歯）は保険の適用とはなりません**。しかし、歯科用金属を原因とする金属アレルギーを有する場合には、皮膚科等の医科の保険医療機関の診断書または診断情報提供書を受けて可能となります。また、**第一大臼歯**

## 保険を使って安く"白い歯"に！
### ――CAD／CAM冠（クラウン）の保険適用部位

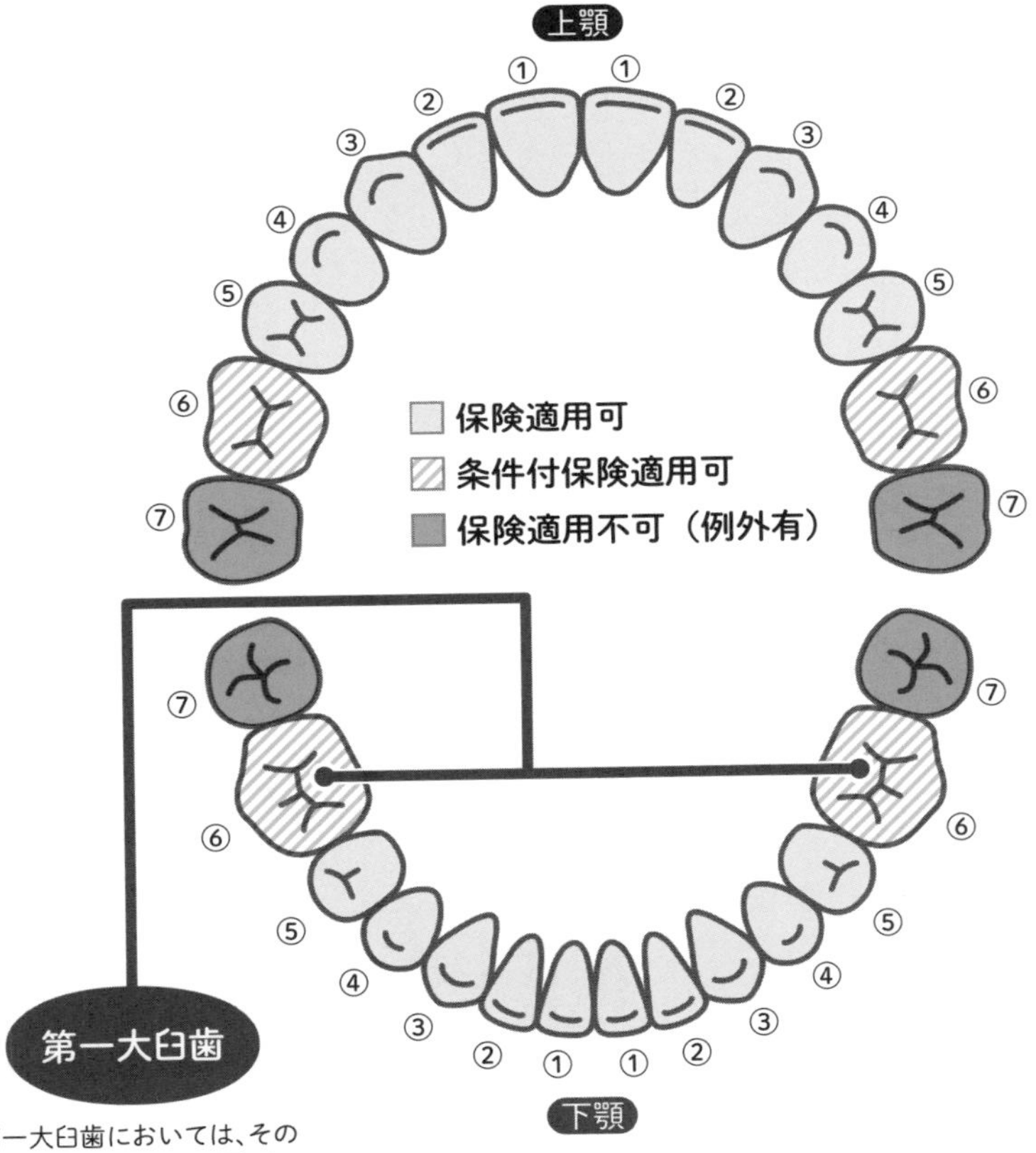


第一大臼歯においては、その奥にある第二大臼歯■が上下左右4本とも全て残っており、「左右しっかりと均一な力で噛めている場合」においてのみ保険適用の対象となる

※2020年9月　診療報酬改定時

**（中央の前歯から数えて6番目の歯）は、「第二大臼歯が上下左右4本とも全て残っており、左右しっかりと均一な力で噛めている場合」においてのみ保険適用の対象**となります。

## 保険適用で銀歯４５００円、白い歯なら７０００円

こうした制約はあるものの、従来の保険治療では小臼歯や大臼歯は銀歯でしか被せられなかったのに対し、ＣＡＤ／ＣＡＭによる修復物の保険適用に伴い、保険でも白い歯が入れられるようになったことは、患者さんからすると大変喜ばしいことだと思います。金額としては、**従来の銀歯が４５００円程度であるのに対して、ＣＡＤ／ＣＡＭ冠（クラウン）は３割負担で７０００円前後**であり、その品質、つまり見た目の自然さ、美しさを加味すると非常に安価であることから、ＣＡＤ／ＣＡＭによる修復物の需要は今後急速に伸びると予想されます。

**ただし、ＣＡＤ／ＣＡＭによる修復物はあくまで既存の銀歯の代替となりうる保険適用が可能な白い被せ物であり、保険適用外のセラミック製の被せ物とは異なります。**

保険適用のＣＡＤ／ＣＡＭ冠は、ハイブリッドレジンという材質で作られています。

ハイブリッドレジンとは、レジンと呼ばれる歯科用のプラスチックにセラミック（陶材）の粉末を混ぜた素材です。

一方、保険適用外の場合は、プラスチックは一切含まないセラミック純正です。セラミックは、歯よりも硬く、噛み合う歯にダメージを与えてしまうことが欠点ではありますが、天然の歯と同様の色調、高い審美性を求める場合には、セラミックに勝るものはありません。

ＣＡＤ／ＣＡＭによる修復物は、色は白いものの、色調が単調で、透明感がないことが欠点です。

しかし、ＣＡＤ／ＣＡＭによる修復物に用いられるハイブリッドレジンは、プラスチックが入っているため柔らかく、天然の歯の硬さに近いので、噛み合う歯にダメージを与えにくいというメリットがあります。その一方で、プラスチックは吸水性を持つため、長年使用していると経時的に光沢が失われ、変色するというデメリットがあります。

さらに、セラミックと比較して柔らかいため表面に傷がつきやすく、その傷は結果的にプラーク繁殖の温床となり、吸水性も相まって、細菌学的に不衛生になることもあります。

とはいえ、**従来の銀歯の被せ物に比べると、見た目の優位性は遥かに上回ることから検討に値するものであると**言えます。

こうしたことをご理解頂いた上で、保険でできるCAD／CAMによる修復物と、保険適用外のセラミック製の被せ物、どちらが適するかを担当歯科医と検討して頂ければと思います。

**ただし、このCAD／CAMによる修復物は全ての歯科医院で行えるものではないので、**CAD／CAMによる修復物の取り扱いがある医院かどうかは事前に確認して頂く必要があります。

白い歯は、誰もが憧れ求めるものです。笑った時に歯が白いと、表情も明るくなり、また相手に清潔感を与えます。

これまでは、高い値段を払わなくては白い被せ物を入れることはできませんでした。しかし、保険治療の幅が広がり、新しい技術とともにようやく白い被せ物が保険でも入れられるようになりました。銀歯でしか治せないと諦めていた方々、是非一度これを機に歯科医院に足を運ぶことをお勧めしたいと思います。

## ホント　保険診療でも銀歯ではなく白い歯を選べる

都市伝説・勘違いを正す！Q&A

## 14 咬み合わせと顎関節症は無関係って本当？

「矯正治療で、顎関節症は治りますか？」「顎関節症の予防に矯正治療は効果的ですか？」

こうした顎関節症と矯正治療との関連についても最近よく聞かれます。

顎関節症は「顎が鳴る」、「顎が痛い」、「口が開きにくい」を三大症状とする疾患です。

しかし、この顎関節症、単に顎の症状にとどまらず、頭痛や肩こり、首の痛み、ひどい場合には耳鳴りやめまいといった症状を引き起こすこともあるので注意が必要です。

そんな顎関節症ですが、多くの場合「咬み合わせの悪さ」に原因を求められます。咬み合わせを治せば顎関節症は治る、といった偏った情報がインターネット上には溢れていますので、そう考えるのも仕方のないことです。

しかし、実際のところ、顎関節症で悩む患者さんの多くは、咬み合わせとは関連のない場合がほとんどです。仮に、「咬み合わせが悪い」＝「顎関節症」という図式が成り立つとしましょう。この場合、「咬み合わせが悪い人は、必ず顎関節症になる」ということと、「顎関節症の人は、必ず咬み合わせが悪い」という2つの条件が成立しなければなりません。しかし、咬み合わせが悪い人全員が顎関節症でしょうか？　またその逆で、歯並びも咬み合わせも文句なしの人でも、顎関節症になっている人は大勢いらっしゃいます。つまり、「咬み合わせが悪い」＝「顎関節症」という関係は成立しないのです。よって、咬み合わせを治したら顎関節症が治ると、はっきり言うことはできないのです。

ただし、誤解しないで頂きたいのですが、咬み合わせと顎関節症とは一切関係ない、ということではありません。決して、咬み合わせを軽視しているわけではなく、もちろん、顎関節症が、咬み合わせの悪さによって引き起こされる場合もあります。例えば、被せ物を入れた際に十分に咬み合わせの調整がされなかった場合です。また、顎関節症との関連が指摘されている不正咬合もあります。下顎が上顎に対して小さく後ろに下がっているために出っ歯になっている場合や、前歯がぽっかりとあいていて奥歯の数本でしか噛んでいないような場合、もしくは局所的に下の歯が上の歯よりも前に出ている場合などは、顎関節症の原因になりうる咬み合わせと言われています。

ただし、繰り返しになりますが、不正な咬み合わせを持つ人全てが顎関節症であることは決してありません。ですから、矯正をして咬み合わせが改善すれば顎関節症が治るとも、到底言い切れないのです。

# 肩こりや頭痛は歯が引き起こしているかもしれない

顎関節症は多因子疾患、要は原因が複数あり、それらが関与し合い、その人の限界点を超えた場合に発症する病気といわれています。骨や関節の異常といった医学的要因に加え、歯ぎしり、食いしばり、精神的ストレス、偏咀嚼、うつ伏せ寝といった生活習慣など、顎関節症には様々な要因が挙げられています。これらが重なり、積もり積もって、その人の持つ顎関節の耐久力の限界を超えた時点で発症すると考えられています。

そして、実はもう一つ、顎関節症の原因の一つであり、また顎関節症の患者さんのほとんどに見られるある特徴的な癖があります。その癖というのが、「ＴＣＨ（歯列接触癖：Tooth Contact Habit）」と呼ばれ、食事や会話をしていない時に、不必要に上下の歯を接触させ続けてしまうという癖です。これは、夜間の歯ぎしりや、歯をくいしばる癖とは違い、意識せずに日常的に上下の歯が触れている状態のことを指します。

そういっても理解しにくいでしょうから、あるテストをしてみましょう。真っすぐ前を向いて全身の力を抜いてみてください。そのとき、上下の歯と歯が、接触しているでしょうか。それとも、上下の歯は接触することなく、少し空隙があるでしょうか。実は、後者の「上下の歯は接触することなく、少しの空隙がある」というのが本来あるべき姿です。
一方で、常時上下の歯が接触している悪い癖、ＴＣＨを持った人がいます。この癖がなぜ問題になるのかと言いますと、試しに頬に手を当てて、上下の歯を軽く接触させてみてください。筋肉がピクっと動くのを感じませんか。歯と歯が軽く接触するだけで、筋肉は緊張するのです。もちろん、その影響は筋肉だけではありません。顎関節にも負荷がかかっています。そんな緊張状態も一時的なものであれば問題は起きません。しかし、常時ＴＣＨにより上と下の歯が接触しているとなると話は変わってきます。たとえ弱い緊張であっても、それが積もり積もったらどうでしょう。筋肉や顎関節が疲れて悲鳴を上げてしまうのです。

その結果が、口をあけると顎が痛い、口があかないといった顎関節症の発症、もしくは頭痛や肩こり、めまい、といった様々な不快症状です。ＴＣＨの原因は様々ありますが、パソコンやスマホの操作に集中しすぎることや、少し俯いた状態での操作、また、ストレスや緊張の続く日常生活などが主要な原因と言われています。

専門的な話が続きましたが、肩こり、頭痛といった痛みや不快感に悩まされている方々は、整形外科や神経内科、耳鼻科に行かれて解決しないことも多いようですが、「その痛みの原因は歯にあるのでは、と疑ってみる」ことを頭に入れておいてください。

ホント

## 顎関節症と咬み合わせは必ずしも直結しない。TCHに気をつけよう。

都市伝説・勘違いを正す！ Q&A

15

### クラリネットなど吹奏楽で歯並びは悪くなる？

第1章では指しゃぶりや唇噛み、爪噛み、舌の癖、口呼吸が歯並びに影響を与えることを紹介しました。これに付随する話として、「昔、管楽器をやっていたから歯並びが悪くなったのでしょうか？」「歯並びのためには楽器をやめたほうがいいですか？」と質問されることがあります。さて、楽器の影響、心配する必要はあるのでしょうか。

歯並びに影響を与える要因は、大きく分けて2つあります。一つは、遺伝的要因であり、オーストリアの王家であるハプスブルク家に見られる下顎前突症、すなわち受け口の家系が最も有名な例です。実際の臨床では、ご両親とそのお子さんとの間でよく似た不正咬合を認めるということはよくあることで、我々歯科医にしてみれば、そのお子さんが将来的にどの程度、どういった歯並びになるかを予測する手助けともなります。

そして、もう一つが冒頭で挙げた指しゃぶりや爪噛みなどの環境要因です。その他、うつ伏せ寝や、頬杖《ほおづえ》なども挙げられます。こうした環境因子が、どの程度歯並びに影響を及ぼすかについては、長らく研究が進められてきました。その結果、重要なのは加わる力の強さよりも、「作用時間」だということがわかってきました。様々な実験から、力が作用する時間が十分に長ければ、極めて弱い力であっても、歯を移動させるのに十分であることがわかっており、**歯並びに影響が出始める作用時間の目安は1日約6時間**といわれています。

口の周りには、唇、舌、頬などの筋肉がありますが、これらの筋肉は弱い力ではあるものの常に作用していますから、その悪習癖は歯並びに影響を及ぼしやすいわけです。

一方で、その習癖の時間が短ければ、加えられる圧力の大小に関係なく、ほとんど何の変化も生じません。連日、一日中練習するようなプロやセミプロの演奏家を除けば、趣味の範囲にとどまるアマチュア演奏家は心配する必要はないでしょう。

ウソ

## アマチュアの吹奏楽程度では歯並びに影響はしない

都市伝説・勘違いを正す！Q&A

16

## 親知らずは痛くないなら抜かないほうがいい？

「若い頃矯正をしたのに、最近になってまた歯並びが悪くなってきた」

このような患者さんをよく見かけます。矯正で得られた美しい歯並びですが、一生ものかと思いきや、後戻りという現象が起きることがあります。

その大きな原因の一つが、親知らずです。

親知らずは、歯の中でもいちばん最後に生えてくる永久歯で、その多くは平均して10代後半から20代、つまり親の管理が行き届かない年齢になってから生えてくることから、親知らずという名前になったという説もあります。

近年、軟らかいものを食べる機会が増え、硬い食べ物を咀嚼する機会が減りました。こうした食生活の変化により、顔の骨格に影響が出始めています。

硬い食べ物を食べる必要性がなければ、それをすりつぶすための奥歯もそうですが、それらを支える顎の骨は不要になります。それに伴い、本来親知らずが生えるはずのスペースが不足傾向にあるのです。

そうなると、親知らずはまっすぐ生えることができず、斜めに、もしくは骨に埋まったまま真横を向いて手前の歯を押す形をとります。その結果、前方部の歯並びの悪化を引き起こすのです。

つまり、子どもの時に矯正をしてきれいに歯並びが整っても、親知らずが生えてくるタイミングで歯並びが再び悪くなる、そんな悲劇が起きうるのです。そのため、矯正をして歯並びを整えた後には、必ずと言っていいほど、親知らずを抜くことを推奨しています。

そして、**親知らずを抜歯する最も理想的な年齢は、20歳前後**といわれています。

その理由としては、親知らずが生え始め、前方部の歯並びが悪化し始めるタイミングであるのはもちろんのこと、それ以外にも、痛みや腫れが少ないなどの様々な利点があるからです。

まず、親知らずを抜くと、その部分は骨や歯ぐきが盛り上がって最終的に傷口が治りますが、20歳前後の回復力が活発な年齢の時の抜歯は、傷口が早く塞がり、腫れや痛みが長引かずに済むことが多いのです。

また、横や斜めを向いている親知らずを抜く場合、周囲の骨を削る必要がありますが、20歳前後の骨はまだ柔らかいことから、素早く抜くことができるのです。

逆に年をとれば骨は固くなりますから、抜歯の際は時間がかかります。そうすると痛みや腫れが長く残りやすく、骨や歯ぐきの回復にも時間を要することとなります。

なお、親知らずがあった部分は骨で埋まりますが、全て骨で埋まる場合もあれば、くぼみが残る場合もあります。20歳前後に抜歯すると骨の状態がきれいに回復し、その後の歯みがきもしやすい形になるというのも、利点の一つでしょう。

また、**虫歯や歯周病予防という観点からも、20歳前後の抜歯をお勧め**しています。

なぜなら、親知らずが横や斜めに生えていると、親知らずとその手前の歯との間に虫歯ができたり、深い歯周ポケットができたりするからです。その歯周ポケットは、症状が出ないまま深くなっていき、最終的には親知らずより、その手前の歯が揺れてきたり、腫れてきたりとトラブルの原因になってしまいます。その状態で抜歯すると、抜いた場所の骨も完全に回復せず、骨が下がってしまったり、歯周ポケットが残ってしまったりすることも多いのです。

一方、歯科先進国である欧米では「Wisdom Tooth Out（ウィズダム トゥース アウト）」という考え方が、一般に広く知れ渡っています。

これは、悪さをする前に、その原因である親知らずを抜いてしまおうというものです。具体的には中学生くらいの頃に、「親知らずの根っこ」ができる前の、袋状の赤ちゃんの歯の状態（歯胚）の時に、親知らずを抜いてしまうのです。根っこができる前の袋状の赤ちゃんの歯の状態だと骨に固定されていないため、くるくると動き、少しの力で取り除くことができます。歯の根っこができてしっかりと骨の中に固定された親知らずを抜歯するよりも、負担が少なく済むのです。

この「Wisdom Tooth Out」が欧米で一般化されている理由は、日本と欧米の歯に対する意識の違い、すなわち、きれいな歯並びが周りに与える印象の大切さを重要視するところに帰結するのだと思います。

特に、アメリカは訴訟社会です。矯正できれいになった歯並びが、親知らずによって元に戻ったともなれば、訴えられかねません。そうしたことから、アメリカの矯正歯科医は訴訟のリスクを回避するためにも、親知らずの抜歯を積極的に勧めているのです。

ポイント

**矯正をして歯並びを整えたなら、痛くなくても親知らずは20歳前後に抜いておくのがベスト**

都市伝説・勘違いを正す！ Q&A

## 17 親知らずを抜くと小顔になれる？

親知らずの話をもう少し続けます。美容整形が流行っているこのご時世、大してお金をかけずに小顔になれる方法として「親知らずを抜く」ことが、噂されています。

この噂はかなり広まっているようで、実際に、親知らずを抜きたいと相談にいらっしゃる患者さんの中には、親知らずを抜けば小顔になれるという期待を持っていらっしゃる方が多くいます。

「親知らずを抜けば小顔になれるのか」に対する答えですが、実際、親知らずを抜くことで小顔効果を得られる方はいます。

ただし、劇的な小顔効果を得られる方は非常に稀で、効果が出たとしても、１㎜程度です。しかし、お顔の１㎜はその人によっては印象を変えるほどの変化であったりもしますから、一概に効果がないとも言い切れません。

親知らずを抜いて小顔になれる人には特徴があります。

それは、もともと顎の骨のラインが出ている人です。歯がなくなると、その部位の骨は痩せますから、骨のラインが元々出ている人のほうがそもそも効果が実感しやすいのです。

具体的には、エラが張っている人と、頬骨が張っている人です。

下の親知らずは顎のエラに近い部分にあるため、下の親知らずを抜くと、エラの前の部分の骨が痩せますし、上の親知らずの位置は頬骨の下にありますから、上の親知らずを抜くことで、頬骨の下の辺りが痩せて小顔になることが期待できます。

そして、小顔を期待して親知らずを抜歯する場合は、ベストなタイミングというものがあります。それが、親知らずの「生え始め」です。

親知らずはおおよそ18歳から20歳くらいで生えてきますが、その頭が少し出たぐらいがいいタイミングです。親知らずが生えて来る時に、骨も親知らずの周りにできてきますから、**周りの骨が硬くなる前に抜歯をすると骨はすぐに痩せて小顔効果を得られます。**

一方で、親知らずを抜いても、小顔効果が得られない人の特徴としては、既に上と下の親知らずがまっすぐに生えていて、しっかりと噛んでいる人が挙げられます。

頭がまっすぐにしっかり出ている親知らずは、根の部分しか骨に埋まっていないので、抜歯をしてもほとんど骨が痩せないのです。

ここまで、親知らずを抜いた時の小顔へのメリットをお伝えしてきましたが、**親知らずは将来的に失ってしまった歯に移植したり矯正で動かしたりすることもできますので、とっておいたほうがいい場合もあります**。親知らずを抜くか、あるいは残しておくかについては、主治医の先生としっかり相談して決めることをお勧めします。

## ホント 顔のタイプ、骨格によっては親知らず抜歯で小顔効果あり

都市伝説・勘違いを正す！Q&A

## 18 レーザー治療、「削らない」「痛くない」はどこまで本当？

歯科においてもレーザー治療の看板を掲げる歯科医院が増えています。皆さんは「削らない」「痛くない」という売り文句を耳にしたことはないでしょうか。歯医者が苦手な人にとっては魅惑的な響きですよね。でも実は、そう謳えるのにはトリックがあります。

レーザーで歯を削って治療する虫歯は、あくまで「小さな初期の虫歯」がメイン。つまり、**深くまで削ることがないため痛くない**のです。これは、レーザー治療で歯を削るには、従来の治療よりも非常に長い時間がかかるという欠点によるものです。

従来の治療で浴びせられる、あのキーンという不快音が、歯医者嫌いを生んでいることは否めません。深い音や振動に対して、強い恐怖感を抱いている患者さんにとっては、それら不快音のないレーザー治療は魅力的でしょう。しかし、治療時間に関して言うと、従来の削る器具では、10秒で終わるところが、レーザーだと5分、長い場合には10～20分かかることもしばしばあります。

そして、結局のところ、神経に近接するような大きな虫歯の場合には、レーザーであっても痛みは出ますから麻酔注射が必要となります。さらに、たくさんの量を削るとなれば、長時間口を開き続ける必要があり、それは大変な疲労を伴います。これらを考えると、従来通りの治療法を選択するほうがいい場合もあります。

他にも、レーザーは従来の器具を使って歯を削った場合と比較して、削った部分の歯の表面の滑沢がやや劣るという欠点があります。それゆえ、金属などの被せ物や詰め物が、ピタリと歯にはまるように削るといった作業には、レーザーは不向きです。結局、レーザーの適応は、小さな虫歯をプラスチックの素材で詰めるときなどに限定されてしまう、というわけです。

ただし、誤解していただきたくないのは、だからといってレーザー治療の価値を否定しているわけではないということです。歯周病治療や、黒ずんだ歯ぐきの治療、口内炎や知覚過敏の治療などにおいては、非常にいい治療結果が得られるといわれています。

## レーザー治療の最前線とは？

近年注目されているのが、歯周病治療におけるレーザーの応用です。

多くの方が一度は体験されたことがあると思いますが、歯石を取り除く際に超音波スケーラーが用いられます。ところが、この超音波スケーラー特有のキンキンとする音や振動を苦手とする人が少なくありません。

そんな不快感が、レーザーでは軽減されます。

もちろん、レーザーの真の価値は単に不快感を軽減するだけではありません。歯周病治療においてレーザーが注目されている理由は、レーザーのもつ殺菌消毒効果が、歯周病に対しても有効であることが分かってきたからです。レーザー照射によって歯周病が非常に改善するケースも少なくありません（*39）。

更には、レーザー単独ではなく、レーザーに光反応性の薬剤を組み合わせ、より高い抗菌治療を行っている医院もあります。

また、重度の歯周病では、歯ぐきを切開して、歯周ポケットの奥深くに隠れたプラークや歯石、汚れた根面を掃除し、ただれた粘膜をきれいに除去することがあります。このように歯ぐきを切開する場面では、レーザーは有効です。麻酔注射が必要となりますが、レーザーには鎮痛効果もあるので、麻酔使用量を減らすことができますし、更には術後の痛みも軽減されます。

その他、歯ぐきの整形や、喫煙による歯ぐきの黒ずみなどの改善にも、レーザーは威力を発揮します。

長期間にわたって喫煙習慣があると、粘膜にメラニン色素が沈着し黒ずむことがあります。ちなみにこの色素沈着は、受動喫煙でも同様に起こるため、親が喫煙者である場合には子どもにも起こりうるので注意が必要です。

こうしたメラニン色素沈着による歯ぐきの黒ずみは、レーザー治療で美しく改善します。他にも口内炎や知覚過敏症に対しても、レーザー治療は効果的です。

このように、様々な効果が期待できるレーザー治療ですが、治療を受けるにあたり注意しなくてはいけないことがあります。それは、現在、歯科の現場において使用されているレーザーにはいくつかの種類があり、治療に用いるレーザーがどの種類かによって、認められている使用範囲や効果に制限や限界がある、という点です。

レーザー治療機器は高価な機器ですから、ひとつの医院がいくつもの種類のレーザーを完備しているということは稀で、歯科医師は、得意とする治療や分野に合ったレーザー機器を導入しています。

ですから、希望される治療に、その医院が導入しているレーザーが適していない場合もあります。そういうわけで、**希望する治療がそもそも受けられるかどうかを、歯科医院に事前に確認しておく必要があります。適当な回答をするような歯科医院は避けましょう。**

また、現行の歯科保険制度では、**レーザーによる治療の多くは保険適用外**となります。

ただし、レーザー治療はそれほど高額ではありません。治療目的によっては大きなメリットが期待できますから、ご自身の症状に合わせて検討して頂ければと思います。

**ポイント**

**歯周病や歯ぐきの黒ずみの治療にレーザーは効果的。用途別に機器が分かれているので、導入済みか問い合わせること。**

都市伝説・勘違いを正す！Q&A

## 19 「ワインは歯を溶かす」「焼酎は歯にやさしい」って本当？

先進国はもちろん、世界共通のコミュニケーション・ツールの一つとして認識されているのが、〝ビジネスの潤滑油〟とも称される「ワイン」です。日本でも天皇陛下が国賓をもてなす宮中晩餐会でワインが供されるほどです。

このように世界の一流同士の交流に欠かせないお酒となったワインですが、歯科の領域において、歯周病、虫歯に次ぐ第三の歯科疾患と言われているTooth Wear（トゥース・ウェアー）と深い関係がありますので、ここでその関係について紹介したいと思います。トゥース・ウェアーとは歯の表面の正常な構造が失われた状態のことを言います。原因としては摩擦や咬耗（歯と歯の接触によるすり減り）などありますが、その中でも、酸性の飲食物や胃液などの「酸」によって歯質が薄くなっている状態のことを、「酸蝕《さんしょく》症」と呼びます。

酸蝕症はゆるやかに進行し、また溶ける範囲が広く浅いために、重症化するまでは気がつかない場合も多いのですが、驚くべきことに、最近の研究調査で成人の４人に１人が酸蝕症であることがわかってきました。そして、その酸蝕症のリスク因子として、数ある飲料の中でも上位に挙がっているのが、「ワイン」なのです。

「コーラやサイダーで歯が溶ける」ということは、感覚的に理解できると思います。実のところ、歯を酸性の飲み物に長く浸しておくと、歯は溶けてしまいます。

本来、酸性の食品を食べて口の中が酸性に傾いても、だ液によって中和されます。しかし、口の中が酸性に傾いた状態から元に戻る前に立て続けに飲食をしたり、あるいはだ液の分泌が少なくなる就寝時前に飲食をしてそのまま眠りに就いてしまうと、酸性の状態が長時間続きます。そしてそれが連日、長期にわたって続けられることで酸蝕症になってしまうのです。

そこで、酸蝕症を予防するためにも、酸蝕症リスクの高い飲食物を知っておく必要があります。中学・高校の頃に習った酸性・アルカリ性の度合いを示すペーハー（ｐＨ）を思い出してください。ペーハーは７が中性で、７より高いとアルカリ性、７より低いと酸性です。ｐＨの値が低ければ低いほど酸性が強いことを意味します。

では、実際に歯が溶け始める値（臨界点）は？　というと、ペーハー５・５〜５・７に相当します。つまり、ペーハーが５・５〜５・７以下の酸性の飲食物は、歯を溶かすリスクがあるということです。

では問題のワインですが、産地や辛口・甘口かにもよりますが、おおむねワインのペーハーは２・５〜３・０前後です。胃の中で食べたものを溶かす胃液のペーハーが１・０〜２・０であることを考えると、酸性度が強いことがご理解いただけるでしょう。

参考までに、コーラのペーハーは２・４です。特に清涼飲料水には酸性度を高めるクエン酸もしくはリン酸が含まれているため、酸蝕症のリスクは高くなります。

また、「果物や野菜のジュースなら安心」と思うのは早計です。酸っぱさを感じる柑橘系のジュースや野菜ジュースにも大抵クエン酸が入っており、酸性度が強い傾向にあります。「健康のために」と飲んでいたのが、実は歯にとってリスク要因になりかねない点は注意が必要です。「リンゴ酢」「黒酢」など、お酢の入った健康飲料も同様です。

## 歯にやさしいのはワインより焼酎

前述のように酸性度の強い飲みものは他にもたくさんある中で、なぜ特にワインが酸蝕症のリスクが高いと指摘されるのでしょうか。それは飲み方に原因があるからです。ワインを好む方々の中には、長時間、しかもワインだけを飲み続ける方も少なくありません。実は**このワインのだらだら飲みが、最も酸蝕症リスクの高い悪い飲み方なのです。**口の中は長い間酸性状態が続き、非常に歯が溶けやすい環境を作り上げることになります。まして、**酔った勢いで歯を磨かないどころか口をすすぐこともなく寝てしまうなんてことは言語道断、歯にとって最悪の状況です。**

そこで、お酒好きの救いとなるのが蒸留酒です。蒸留酒は製造過程において加熱され、最終的に含まれるのは揮発性の酸のみであるため、概してペーハーは高い傾向にあり、酸蝕症リスクは低くなります。中でも焼酎はペーハーが5~8とお酒の中でも高く、ウイスキーやブランデーも同様の理由でペーハーは高い傾向にあります。
もし時間をかけてゆっくりとお酒だけを味わいたい場合には、焼酎やウイスキー、ブランデーのような蒸留酒を選択すれば、「酸蝕症」のリスクを軽減できます。

**ホント**
**ワインは酸性度が強いので、飲んだ後は必ず歯のケアを。**

都市伝説・勘違いを正す！Q&A

## 20 歯科医師が教える良い歯科医院を見つける方法とは？

皆さんの中には、なかなかいい歯医者に巡り合えず、数々の歯科医院を転々としてきた方もいらっしゃると思います。コンビニよりも多いと言われている歯科医院、その中から自分にピッタリ合ったところを見つけるというのはなかなか難しいものです。

では、いい歯医者はどのように見抜けばいいのでしょうか。

巷ではいろいろな方法が挙げられていますが、**歯科医師の立場から言わせていただけば、見極めるポイントのひとつは、その医院に「いい歯科衛生士がいるかどうか」です。**

実は、**歯科業界において歯科衛生士の不足が問題**となっています。

求人に対して人材供給が圧倒的に足りず、歯科衛生士を雇いたくても雇えないという歯科医院が多くあります。そんなことから、歯科衛生士も強気で、ちょっとでも気に入らないことが出てくると、すぐに辞めていきます。言い換えれば、いい歯科衛生士ほど勤務する歯科医院を選ぶことができるわけです。

歯科衛生士にとって、雇用条件が良いこと、雇用環境がしっかりしていることは当然ながら重要ではありますが、優秀な歯科衛生士ほど、院長先生の治療に対する考え方や行動を厳しく見ており、それに共感した上で勤め続けているわけです。もちろん、雇う側の歯科医師が、勉強熱心かつ患者さん思いのしっかりした治療をしているからこそ、スタッフにもその熱意や指導が行き届いており、レベルの高い歯科衛生士がいるという場合も当然あります。

そして、いい歯科衛生士が働く医院は、感染防止、衛生管理もしっかりしていることが多いものです。きちんとした歯科衛生士ほど、清潔・不潔の区別がいかに重要であるかがわかっており、それができていないことを嫌がるからです。

ここでは歯科衛生士に限った話をしましたが、その医院のスタッフを見渡し、彼らの姿が生き生きとして笑顔が多ければ、いい歯科医院であることが多いです。その上で、治療するのは当然のことながら歯科医師ですから、人柄も含めてその先生を見極めなくてはいけません。

「出身大学を一つの判断基準にする」という患者さんもいらっしゃると思います。

近年、私立歯科大学の定員割れがニュースでも取り上げられています。このことからも、それなりに優秀な大学を卒業しているかどうかが、一つの判断基準に挙がるというのは、患者さんからすれば当然かもしれません。

しかし、歯医者は手先の器用さが問われる「職人」の側面も強くあります。単に偏差値だけで判断できるものではありません。実際に治療を受けてみないとわからないところではありますが、「腕の良さ」こそが、問われるべき点でしょう。

つまり、患者さんの多い病院はそれなりに腕のいいことの表れでもあります。

## 治療計画の説明の丁寧さを基準に歯科医を選ぶ

その上で何より重視してほしい点があります。それは、**治療計画をしっかりと説明してくれるか、またその際インプラントや入れ歯といった治療の選択肢がいくつかある場合に、メリット・デメリットをきちんと納得いくまで説明してくれる先生かどうかということです。**

我々歯科医師側は、どの治療がその患者さんにとってベストなのかは当然わかっています。

しかしながらそれが保険のきかない治療であることも往々にしてあります。保険診療の範囲内では、どうしても使える材料や治療方法に制限が出てしまうからです。

しかし、保険外治療となると当然ながら高額な治療となりますから、それが患者さんにとって受け入れ難いものであれば、代替案を提示することになります。

その選択の際に、十分な情報が患者さんに提供されるかどうかが問題で、患者思いの熱心な先生であればあるほど、きちんとその説明をしてくれます。

ここで読者の皆さんに誤解してほしくないのは、歯科医師は、決して医院の売り上げだけを考えて、保険外治療を勧めているわけではないということです。

保険内治療でも十分に対応できます。しかし、治療内容によっては、保険外治療のほうが保険診療よりも患者さんにとって良い場合もあるのです。ですから、患者さんのことを考えて保険外診療を強く勧めることも、熱心な先生にはつきものなのです。

以上の点は、インプラントなど高額な治療を受ける場合に参考にしてください。

## 専門外なのに手を出す歯科医は避ける

インプラント治療や歯周病に関連した外科的治療、矯正治療といった専門的な分野になってくると、もう少し慎重になる必要があります。

**重要なのは、自分が受けたい治療がある場合に、担当する歯科医師がその専門家であるかどうかという点です。**

歯科医師にも、自分の得意分野というのがあります。そのため、一つの医院の中で、他から様々な分野の専門医を雇ったり、もしくは他の関連病院に紹介したりするということがしばしば見られます。そうした医院は信頼できる医院といえるでしょう。

一方で、患者さんを手放したくないがゆえに、知識不足であっても自分で治療してしまう歯科医師もいますから注意が必要です。

そのようなときは、セカンドオピニオンを積極的に受けることをお勧めします。自信のある歯科医師であれば、そんな患者さんの不安な気持ちを理解し、快く送り出してくれるでしょうし、また戻ってきた際も快く受け入れてくれるはずです。

最後に、繰り返しになりますが、**歯は生きていく上で極めて重要な器官**です。

その健康維持のお手伝いをするのが歯医者であり、一生寄り添っていく存在です。

健康を託せる歯医者さんとよい信頼関係を築き、一生涯自分の歯で美味しく物が食べられる幸せな生活を送られることを願っています。

**ポイント**

**いい歯科衛生士が長く働いている医院、治療の説明が丁寧な医院はいい医院の証拠**

# 謝辞

本書のインタビューにご協力いただきました、元ソニー会長兼最高経営責任者、現クオンタムリープ社長であられる出井伸之氏、ブルックスブラザーズジャパン社長であられる小布施森一氏、イーバンク銀行創設者、現実業家であられる松尾泰一氏、一般社団法人予防医療普及委員会理事兼実業家であられる堀江貴文氏、高松建設社長であられる髙松孝年氏、トーセ会長兼最高経営責任者であられる齋藤茂氏（本書掲載順）には、この上ない感謝を申し上げます。

また、本インタビューのためにご尽力くださいました実業家木瀬健二氏、チャーチル会京都牧野茂樹氏、東京スバルライオンズクラブ理事道橋和志氏、医療法人洪庵会代表吉原一成氏にも、この場を借りて深く御礼申し上げます。

そして、本書の編集にあたってくださいましたダイヤモンド社の鈴木豪氏にも、心より感謝申し上げます。

最後に、いつも大変お世話になっております、各クリニックの先生、スタッフの方々、これまでご指導頂きました数多くの先生方、友人、そして家族に、心から感謝の気持ちを申し上げます。本当にありがとうございました。

本書が少しでも皆様の歯と健康に寄与できれば、この上なく嬉しいことはありません。

２０２０年６月吉日　森下真紀

Disease. 2013

*23 Association between self-reported dental health status and onset of dementia: a 4-year prospective cohort study of older Japanese adults from the Aichi Gerontological Evaluation Study (AGES) Project. Yamamoto T, *et al.* Psychosomatic Medicine. 2012

*24 『日本人はこうして歯を失っていく 専門医が教える歯周病の怖さと正しい治し方』日本歯周病学会・日本臨床歯周病学会、朝日新聞出版、2016

*25 Periodontal infection as a possible risk factor for preterm low birth weight. Offenbacher S, *et al.* Journal of Periodontology. 1996

*26 Periodontitis, a marker of risk in pregnancy for preterm birth. Dortbudak O, *et al.* Journal of Clinical Periodontology. 2005

*27 Detection of Porphyromonas gingivalis in the amniotic fluid in pregnant women with a diagnosis of threatened premature labor. Leon R, *et al.* Journal of Periodontology. 2007

*28 Localization of P. gingivalis in preterm delivery placenta. Katz J, *et al.* Journal of Dental Research. 2009

*29 Dental biofilms: difficult therapeutic targets. Socransky SS and Haffajee AD. Periodontology 2000. 2002

*30 A randomized double blind crossover placebo-controlled clinical trial to assess the effects of a mouthwash containing chlorine dioxide on oral malodor. Shinada K, *et al.* Trials. 2008

*31 『0.1%塩化亜鉛洗口剤の口臭抑制効果』村田隆俊 ほか、口腔衛生会誌、2002

*32 Diagnosis and treatment of acute fluoride toxicity. Bayless JM and Tinanoff N. The journal of the American Dental Association. 1985

*33 Dental Practice, and the Community, 4th ed., W.B. Saunders Company, Philadelphia. Burt BA, *et al.* Dentistry. 1992

*34 Mode of delivery and other maternal factors influence the acquisition of Streptococcus mutans in infants. Li Y, *et al.* Journal of Dental Research. 2005

*35 Role of saliva in oral dryness, oral feel and oral malodour. Kleinberg I, *et al.* International Dental Journal. 2002

*36 『「息さわやか」の科学』川口陽子 監修、明治書院、2009

*37 Solubility of calcium salts, enamel, and hydroxyapatite in aqueous solutions of simple carbohydrates. Mäkinen K.K. and Söderling E. Calcified Tissue International. 1984

*38 Oral biochemical status and depression of Streptococcus mutans in children during 24- to 36- month use of xylitol chewing gum. Mäkinen K.K., *et al.* Caries Research. 1989

*39 Potential applications of Erbium: YAG laser in periodontics. Ishikawa I., *et al.* Journal of Periodontal Research. 2004

## その他の参考書籍

『臨床歯科栄養学 —歯科に求められる栄養の基礎知識—』花田信弘 ほか監修、一般財団法人口腔保健協会、2018

『う蝕学 —チェア再度の予防と回復のプログラム—』田上順次 ほか編、永末書店、2008

『口をまもる 命をまもる 基礎から学ぶ 口腔ケア 第2版』菊谷武 監修、学研メディカル秀潤社、2007

『21世紀の歯科医師と歯科衛生士のためのフッ化物臨床応用のためのサイエンス』高江洲矩 監修、永末書店、2003

Contemporary Orthodontics. 5th Edition. William R. Proffit. ELSEVIER. 2012

# 参考文献


*1 『歯は治療してはいけない！ あなたの人生を変える歯の新常識』田北行宏、講談社、2017

*2 『口から見える貧困 ——健康格差の解消をめざして』兵庫県保険医協会 編著、クリエイツかもがわ、2017

*3 Reduced Mastication Impairs Memory Function. Fukushima-Nakayama Y, *et al.* Journal of Dental Research. 2017

*4 「Interdental BrushとDental Flossの清掃効果について」山本昇 ほか、『日歯周誌』、1975

*5 厚生労働省 平成28年 歯科疾患実態調査
SKaPa Arsrappot 2015（http://www.skapareg.se/wp-content/uploads/2016/11/SKaPa-%C3%85rsrapport-2015.pdf）
NIH Tooth Loss in Seniors（https://www.nidcr.nih.gov/research/data-statistics/tooth-loss/seniors）

*6 Oral health care and aspiration pneumonia in frail older people: a systematic literature review. Van der Maarel-Wierink CD, *et al.* Gerodontology. 2013

*7 Preoperative oral care and effect on postoperative complications after major cancer surgery. Ishimaru M, *et al.* British Journal of Surgery. 2018

*8 Elevation of systemic markers related to cardiovascular diseases in the peripheral blood of periodontitis patients. Loos BG, *et al.* Journal of Periodontology. 2000

*9 Periodontitis-associated up-regulation of systemic inflammatory mediator level may increase the risk of coronary heart disease. Nakajima T, *et al.* Journal of Periodontal Research. 2010

*10 The pathobiology of periodontal diseases may affect systemic diseases: inversion of a paradigm. Page RC. Annals of Periodontology. 1998

*11 Identification of periodontal pathogens in atheromatous plaques. Haraszthy VI, *et al.* Journal of Periodontology. 2000

*12 Invasion of human coronary artery cells by periodontal pathogens. Dorn BR, *et al.* Infection and Immunity. 1999

*13 厚生労働省 平成29年度 患者調査

*14 厚生労働省 平成28年度 国民健康・栄養調査

*15 Periodontal infection, systemic inflammation, and insulin resistance: results from the continuous National Health and Nutrition Examination Survey（NHANES）1999-2004. Demmer RT, *et al.* Diabetes Care. 2012

*16 Improvement of glycated hemoglobin in Japanese subjects with type 2 diabetes by resolution of periodontal inflammation using adjunct topical antibiotics: results from the Hiroshima Study. Munenaga Y, *et al.* Diabetes Research and Clinical Practice. 2013

*17 Periodontal disease and diabetes mellitus: a two-way relationship. Grossi SG and Genco RJ. Annals of Periodontology. 1998

*18 A cohort study on the association between periodontal disease and the development of metabolic syndrome. Morita T, *et al.* Journal of Periodontology. 2010

*19 Eating fast leads to obesity: findings based on self-administered questionnaires among middle-aged Japanese men and women. Otsuka R *et al.* Journal of Epidemiology. 2006

*20 Eating fast leads to insulin resistance: findings in middle-aged Japanese men and women. Otsuka R, *et al.* Preventive Medicine. 2008

*21 Periodontitis induced by bacterial infection exacerbates features of Alzheimer's disease in transgenic mice. Ishida N, *et al.* npj Aging and Mechanisms of Disease 3. 2017

*22 Determining the presence of periodontopathic virulence factors in short-term postmortem Alzheimer's disease brain tissue. Poole S, *et al.* Journal of Alzheimer's

［著者］
**森下真紀**（もりした・まき）
歯科医師・歯学博士・株式会社日本歯科総合研究所代表取締役社長。
国立大学法人東京医科歯科大学歯学部歯学科首席卒業。在学時、英国キングスカレッジ・ロンドン歯学部に留学。その後、東京医科歯科大学歯学部附属病院研修医を経て、東京医科歯科大学大学院に入学し博士号取得。大学院在学中には日本学術振興会特別研究員も務める。日本歯科総合研究所を2017年に設立し、代表取締役社長に就任。「日本を世界一の歯科先進国へ」をミッションとして掲げ、歯科業界の発展に貢献すべく活動を行っている。

東京医科歯科大学を首席卒業した名医が教える
**世界の一流はなぜ歯に気をつかうのか**
——科学的に正しい歯のケア方法

---

2020年７月29日　第１刷発行
2023年11月27日　第２刷発行

著　者——森下真紀
発行所——ダイヤモンド社
〒150-8409　東京都渋谷区神宮前6-12-17
https://www.diamond.co.jp/
電話／03･5778･7233（編集）　03･5778･7240（販売）

装丁————和全（Studio Wazen）
写真————宇佐見利明
インタビュー協力—加藤学宏
本文デザイン—青木 汀（ダイヤモンド・グラフィック社）
製作進行——ダイヤモンド・グラフィック社
印刷————新藤慶昌堂
製本————加藤製本
編集担当——鈴木 豪

---


ISBN 978-4-478-10682-2